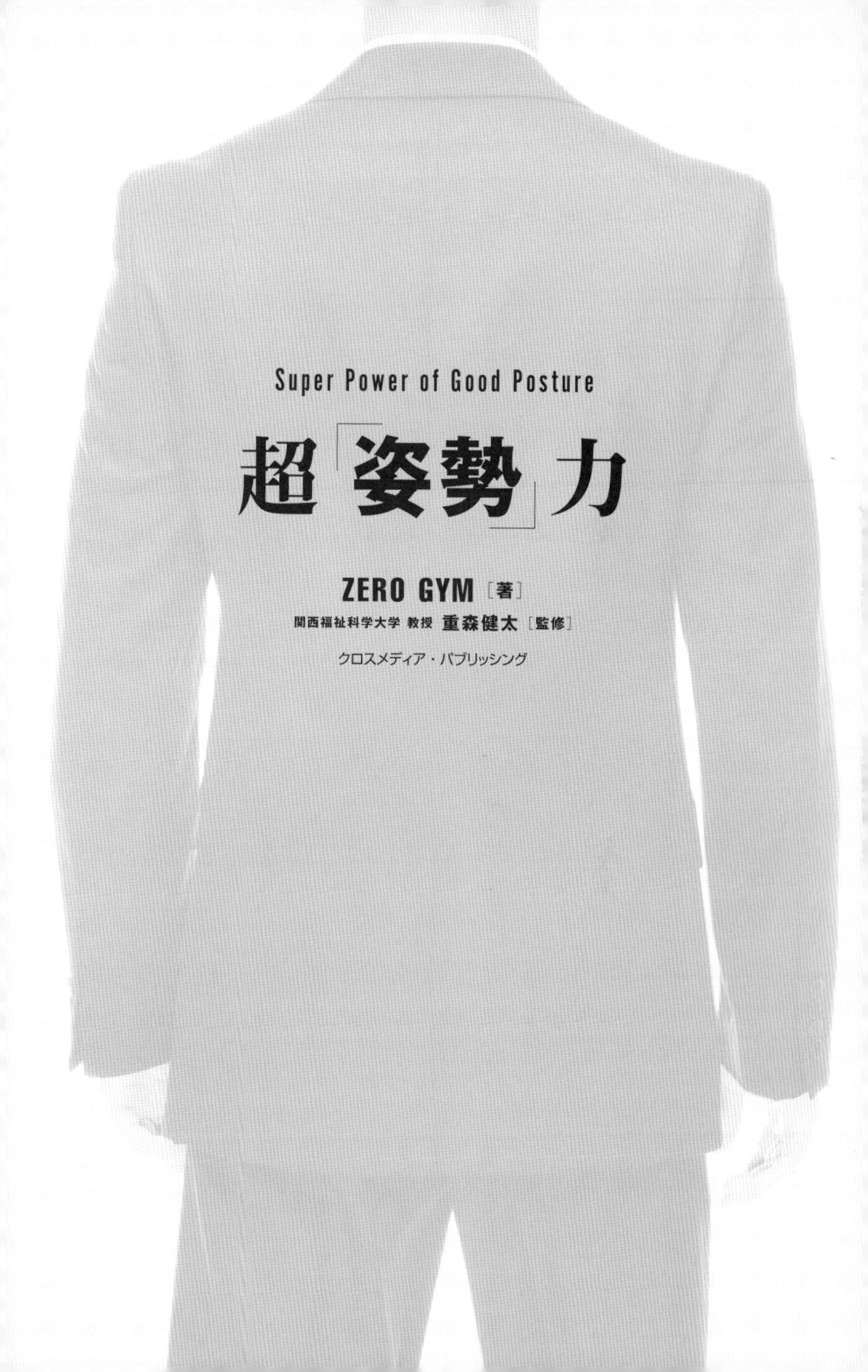

Super Power of Good Posture

超「姿勢」力

ZERO GYM［著］

関西福祉科学大学 教授 重森健太［監修］

クロスメディア・パブリッシング

Introduction ［はじめに］

4週間で姿勢を矯正し、仕事で最高のパフォーマンスを発揮する。そのための方法を凝縮したのが本書だ。


「姿勢と仕事って、本当に関係あるの？」

「どうせ、見た目が悪いと損するって話でしょ」

そう思う人もいるかもしれない。でも、これからお伝えするのはそんなぼんやりとした話ではない。

誤解を恐れず言うならば、本書は「安い自己啓発書」などではけっしてなく、むしろ「すべてのビジネススキルのベースとなる一冊」である。

事実、姿勢が悪いとリアルに疲れる

詳しくは本編でお伝えするが、姿勢が悪いだけでパフォーマンスは相当落ちる。見栄えが悪い以上に、疲れやすくなるからだ。

姿勢の悪い人は「正しい姿勢はつらい」「背中を丸めて座ったほうがラク」と感

じるものだが、それはあくまで錯覚にすぎない。ラクだと思っている姿勢は、じつは筋肉の一部を酷使するもの。続けていると、疲れが一箇所に集中してしまう。

たとえば、デスクワークをしているときの座り方が悪いと、首や肩ばかりに負担がかかり、局部的な筋疲労を引き起こす。これだけでも十分疲れるが、本当に恐ろしいのはこのあと。

背中を丸め前屈みでいると、呼吸は浅く、血流は悪くなっていく。体内の酸素供給量が減少するため、当然脳機能は低下。集中力や判断力、思考力といったものがどんどん失われていく。酸素の少なさはメンタルにも影響を与える。ストレスもたまりやすく、精神的にも不安定になりやすい。

肩こりや頭痛もひどくなり、疲労物質の蓄積も進む一方だ。代謝も悪くなり、太りやすくなる。

もちろん、骨盤も正しく使えていないので、腰痛の原因にも。筋肉の緊張状態が続くことから睡眠の質が悪くなり、ますます疲れがとれない。

疲れるとなおさらよい姿勢をキープするのが難しくなるから、筋疲労と酸欠、血流の悪化がますます進み、また疲れる。

こうして着実に、悪い姿勢が定着していく……。

どうだろう。本当に、これでもかというくらいに、いいことがひとつもない。姿勢が悪い。ただそれだけで、脳や体はこんなにも疲れやすく、不調だらけになってしまうものなのだ。

仕事ができない人は、姿勢を見ればわかる

いくら素晴らしい才能に恵まれ、優れたビジネススキルを習得していても、コンディションが悪ければ、高いパフォーマンスを発揮することはできない。優秀な人ほど姿勢がいいのは、それをわかっているからだ。


そう言ったら、批判を受けるだろうか。

もちろん姿勢が悪くても仕事のできる人はいる。けれど**本当に優秀な人は、どんな環境、状況下においても一定のパフォーマンスを発揮できるものである。すぐに疲れてしまったり、体調不良を理由に手を抜いたりはしない。というより、そもそ**

も「疲れをためない工夫」をしているから、あまり疲れることがない。正しい姿勢は、そのひとつだ。

ちょっとやそっとの疲れなら、かつては若さでカバーできたかもしれない。しかし年齢を重ねれば、それも難しくなってくる。

「朝、目覚めると体がだるい」
「いくら寝ても疲れがとれない」
「いまひとつやる気が出ない」

もし、近頃そんなふうに感じることがあるのなら、今こそ長年の悪姿勢を見直すべきときではないだろうか。

これを逃すと、あなたの姿勢はおそらく加速度的に悪くなるばかりだ。なぜなら、今はただでさえ「猫背になりやすい」時代。デスクワークをしていると、どうしても背中が丸まりやすい。終始キーボードに触れているため、肩も自然と内側に入り込む。ＰＣ画面に向かっていない時間もスマホを見ているので、猫背はどんどん進んでいく。

猫背は立派な現代病だ。もはや「このままでいい」「仕方ない」くらいに思っている人が多いのではないだろうか。

しかし、**姿勢の悪さは無駄に疲労を蓄積させ、日々のコンディション、そしてパフォーマンスを落とす、諸悪の根源である。**マッサージや温泉に通ったり、ジムで汗を流したりするのもいいが、これらはあくまで一時的なもの。普段の姿勢が悪いままでは、根本的な解決にはならない。

疲労回復専用ジムが開発した「最強最速で自分を変える」プログラム

東京・千駄ヶ谷に、ビジネスパーソンのための疲労回復専用ジムがある。「最高の脱力」、つまり疲れゼロの状態を体感してもらうための施設「ZERO GYM（ゼロジム）」として、今年6月にオープン。ストレッチや自重トレーニング、ヨガや瞑想などを中心に、働く人の脳と体をリセットするプログラムを行っている。

そのなかに含まれる「姿勢改善に効く動き」から、わかりやすく、ひとりでも比較的簡単に取り組めるトレーニングを選りすぐってまとめたのが、本書で紹介する4週間の姿勢矯正プログラムだ。

本プログラムでは、忙しく働くビジネスパーソンが最短最速で効果を実感できることを目指し、次のようなことを意識している。

①道具を使わず、自宅でできる
②複雑な動きを必要としない
③明確な期間とゴールを設ける

①は、揃えるのがめんどうな器具や道具を排除することで、忙しい日々のなかでも自分のペースでできるように。②は、基本的に1つのトレーニングで行う動作を2~3つにおさえ、手軽さを重視した結果だ。
そして③、これこそ本トレーニング最大の特徴と言えるだろう。効果を実感しやすいよう「4週間でブリッジをできる体になる」という明確な期間とゴールを設定した。

「なぜブリッジ?」と驚くかもしれないが、ブリッジができるようになるということは、悪姿勢で生じた体のゆがみを正しくリセットされるということ。ブリッジこそ、姿勢矯正・最強のツールなのである。

最初に断っておくが、本プログラムは「筋トレで体幹を鍛える」というようなマッチョなものではない。もちろん、そういった要素も含まれてはいるが、**中心となるのは「筋トレ」というより「ストレッチ」要素の高いもの。「鍛える」のではなく「ほぐす」とか「あるべき状態に戻す」といったイメージに近い。長年の悪姿勢で凝り固まった筋肉をほぐし、ずれてしまった骨や関節をもとの場所に戻してあげることが最大の狙いだ。**

体の硬い人は、ストレッチと聞いて身構えたり抵抗を覚えたかもしれない。

しかし、本当に姿勢をよくしたいと思ったら、「ほぐし」と「ポジションセット」は避けては通れない。それに、ストレッチにはもともと高いリフレッシュ効果が含まれているので、慣れてくればトレーニングそれ自体が疲労回復効果を発揮する。

ぜひ本書で、姿勢矯正に成功し、疲れない脳と体、そして輝かしい未来を手に入れてほしい。

Contents ［目次］

PART 01

Training 001

4週間で猫背を完全矯正! 自分を変える最強・最速のプログラム

Countents

2 week

3 week

Countents

2 week

3 week

PART 02 読む姿勢矯正 ブレない心と体をキープするコツ

Countents

Conclusion

この本の使い方

本書は、大きく「トレーニングページ」と「読み物ページ」に分けられる。トレーニングページでは「体」を変え、読み物ページでは「考え方」を変えるという構成だ。

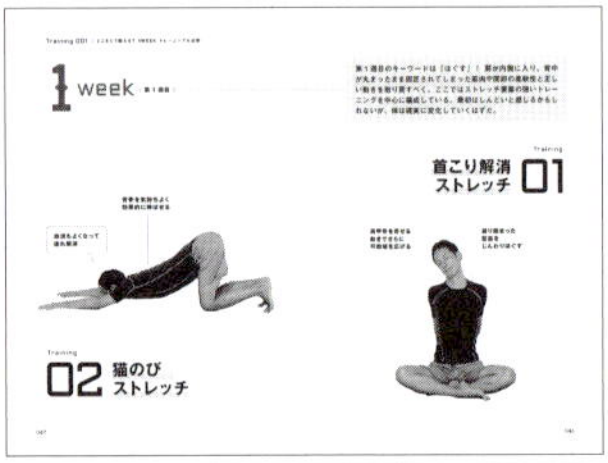

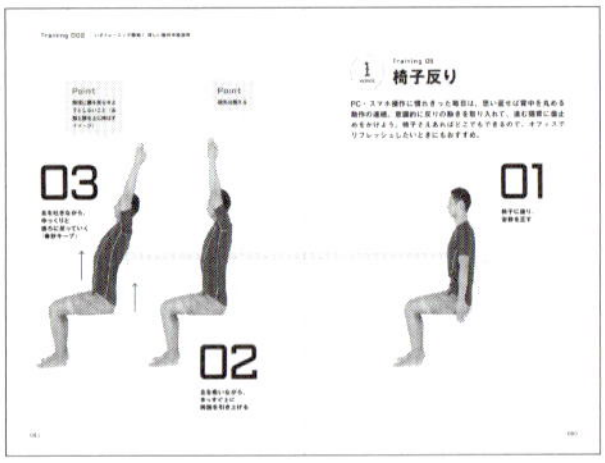

PART 01

トレーニングページ

本書最大の目玉「姿勢矯正プログラム」。その中身は、1週間ごとに変わる5～6つのトレーニングメニュー。写真とポイント解説を見ながら、実際の動作手順に沿って正しく実践を。

PROLOGUE / PART 02

読み物ページ

プロローグでは、多くの人が抱いている「姿勢・姿勢矯正関する勘違い」を正し、パート2では正しい姿勢を保つためのコツを紹介。真実を知って、「ヤバイ、姿勢よくしなきゃ……！」と、自然と背筋が伸びるかも。

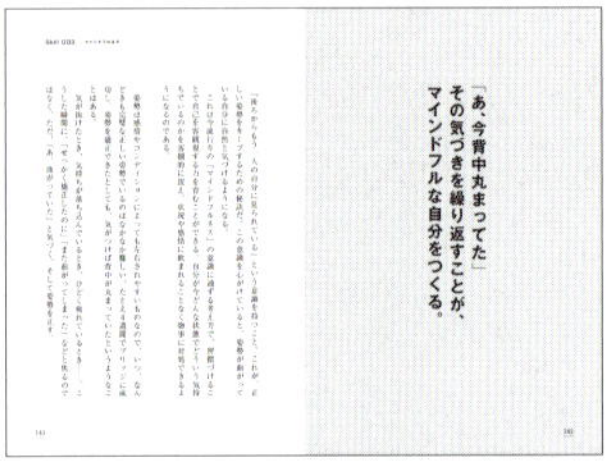

PROLOGUE

姿勢矯正を
始める前に
知っておきたい
ほんとの話

PROLOGUE

まずは、悪い姿勢でいることのデメリットと、矯正方法に関する誤った認識についての話から。ひとまず読み飛ばすのも有りだが、ここを知っておくとトレーニングの重要性や意義、そして狙いがつかみやすくなる。姿勢矯正そのものへのモチベーションも上がる。

■「たかが姿勢」と思った時点で、
あなたに伸びしろはない。

■ 勘違いその①
「見た目の問題でしょ？」

■ 勘違いその②
「姿勢が悪いのは、筋肉と気合いが足りないからだ」

■ 勘違いその③
「矯正ベルトをすればいい！」

■ ゆがんだまま固まった骨、関節、筋肉。
これらを在るべきポジションに戻すことが、
真の姿勢矯正である。

■ ブリッジこそ、姿勢矯正パーフェクトポーズである。

■ ４週間の姿勢矯正プログラムで、あなたの肉体は
再生する。

「たかが姿勢」と思った時点で、あなたに伸びしろはない。

「自分は猫背だ」
「昔から姿勢が悪い」
「治せるものなら治したい」

この本を手にとってくれたあなたは、きっとこんなふうに自分の姿勢の悪さを自覚していることと思う。

しかし同時に、どこかで言い訳をしていないだろうか。

「なにも猫背で死ぬわけじゃないし」
「多少姿勢が悪くても正直支障はない」
「まあ、とりあえず今すぐ直さなくてもいいか」

……などなど。

猫背を自覚し、治したいと思っている人の大半が、じつはこうした「たかが姿勢」という意識を隠し持っている。

多くの人がどこかで姿勢を甘く見てしまうのは、「姿勢が悪いことで起こるデメリットを正しく理解していない」ことに起因する。姿勢の良し悪しでどれだけの差がつくのか、わかっているつもりでわかっていないのである。

姿勢が悪いということは、あなたが思っている以上にあなたの毎日、そして将来に多大なる損失を与える。

よく自己啓発書の一節に「○○が変われば人生が変わる！」という類の記述があるが、姿勢にはまさしくそういったパワーが秘められている。**仕事、お金、健康、夢、人脈……。姿勢をよくすれば、そういったものすべてにプラスの影響が現れるし、悪ければ逆にマイナスのスパイラルにはまっていく。**

だから、「たかが姿勢」と思った時点で、それは事実上、あなたに伸びしろがなくなったことを意味している。こう思ってしまったら、いくらすばらしい改善方法があってもほとんど意味をなさない。思考停止しているも同然だ。

勘違いその①
「見た目の問題でしょ？」

「姿勢が悪いと損することは何ですか？」と聞かれて最初に思い浮かぶのは、おそらく「見た目」ではないだろうか？

背中を丸めて歩いている人と、シャンと背筋が伸びている人。どちらの見栄えがいいかは言うまでもない。「姿勢が悪いと見た目で損しますよ」と言われただけで、「よし、治そう！」と心から思えれば、猫背なんてとっくに治っているはずだ。

しかし、**姿勢の悪さは見た目だけの問題ではない。なぜなら、猫背とは「体がゆがみ、本来のパフォーマンスを発揮できなくなっている状態」だからである。**

最も顕著なのは肩甲骨。

PC作業やスマホ操作が1日の大半を占める今、ビジネスパーソンの肩甲骨は在るべきポジションから大きく前にずれこみ、可動域が極端に狭まった状態で凝り固まっている。結果、体のゆがみが誘発されているのだ。

それでも一見、何の支障もなく過ごせているのは、ゆがんだことで失われた機能を、知らず知らずのうちに他の部分が補ってくれているから。

ゲームの「ジェンガ」を思い浮かべるとわかりやすいかもしれない。ジェンガは、ピースがひとつ抜かれて不安定になったとしても、なんとか他でバランスをとって均衡を保とうとする。しかし、もちろん長くは続かない。ちょっとした衝撃で崩れてしまう。

体がゆがむというのは、この感じに近い。デスクワークに代表される長時間の前傾姿勢など無理な体勢を続けると、体は順応しようとしてゆがむ。そしてそのゆがみは、筋肉の硬直や関節可動域の狭化を促し、ジェンガが崩落するように様々な不調を引き起こす。

・肩こり、腰痛
・代謝が落ち、太りやすくなる
・集中力が低下する
・疲れやすくなる
・冷え性、肌荒れ、顔のたるみ
・やる気や自信の喪失
・ストレスに弱い

ざっと挙げただけでも、このとおり。これが常態化すれば、次のような最悪のシナリオだってありえなくはない。

肩こり、腰痛は当たり前。
やる気も集中力も軒並み低下し、仕事のパフォーマンスは下がる一方。
出せる成果も出せなくなり、年収アップも見込めない。
最近何をやっても疲れるし、太りやすくなった。
見た目の悪さが祟ってか、プライベートもパッとしない。
自信もないし、気分も晴れない。
ちょっとしたことでイライラする。
ああ、こんなはずじゃなかったのに……。

たしかに、一時的には単に印象が悪くなるだけのことかもしれない。
しかし、長期的に見ると、それだけでは済まない現実があるということに気がつけるはずだ。

勘違いその②

「姿勢が悪いのは、筋肉と気合いが足りないからだ」

もちろん、その場しのぎで姿勢をよくすることはできる。前に出てプレゼンをする際、取引先との会合で……相手に悪い印象を与えたくないときには誰もが自然と背筋をピンっと伸ばす。

「一時的でも伸びればいいじゃないか」

「その気になれば姿勢なんてなんとでもなるさ」

読者の皆さんのなかには、こんなふうに何十年とごまかし続けてきた人もいるかもしれない。しかし、これでは気を抜けばすぐにもとに戻ってしまうし、長時間キープすることはできない。前述のとおり、体はどんどんゆがみ、可動域はどんどん狭まっていくばかりだ。

そしてこの考え方は「姿勢が悪いのは、気合いや、背筋を伸ばそうとする意識が足りないからだ」という思い違いへとつながっていく。

よい姿勢、正しい姿勢というと、皆一様に「意識して背筋を伸ばすもの」「ツラさを我慢して耐えるもの」といった考えを抱きがちだ。しかし本当はその逆で、**本来、いい姿勢に気合いや我慢などは必要ない。**「ラク」かつ「自然体」でいることこそが、体にとって正常な姿勢を保てていることの証。**姿勢を正してツラいと感じてしまうのは、すでにあなたの体がゆがんでいるからなのである。**

あるいは「姿勢が悪いのは単に筋力がないからだ」「腹筋とか背筋を鍛えればいいのでは？」と思っている人もいるかもしれない。

たしかに姿勢を維持するうえで筋肉は必要だが、それがすべてではない。というより、骨や関節がゆがみ筋肉が硬直した状態でむやみに筋トレに励んだところで、効果はあまり期待できない。それよりも、日常生活の癖や習慣によって凝り固まった筋肉をときほぐし、骨や関節のゆがみを改善することで、本来のポジションや可動域を回復させてあげることのほうがよっぽど重要で効き目がある。

むしろ、体がゆがんでいるところに筋肉の鎧を被せてしまうと、余計に可動域が狭くなり、動きにくくなるので注意が必要だ。

勘違いその③
「矯正ベルトをすればいい！」

筋トレでも気合いでもないなら、矯正ベルトはどうだろうか？ ラクして治したいという気持ちはわかるが、残念ながらこれも本当の意味で姿勢を矯正することはできない。

理由は、筋トレだけで姿勢が治らない理由と同じ。

繰り返しになるが、**猫背とは骨がゆがみ、筋肉が硬直した状態。それをベルトの力で一時的に引っ張り上げても、効果はあくまで一時的なものだ。無理に矯正しようとしたところで、根本的な改善は見込めない。**

それに、矯正ベルトをすると、動いていないときはたしかに安定しているように見えても、立ったりしゃがんだりといった「動き」を加えると、微妙な違和感が生じる。体の動きを無視して物理的に無理やり固定しているため、いざ動こうとするとその動きが制限されてしまうというわけだ。

人によっては、さらに体をゆがめてしまったり、腰痛の発症や悪化を招いたりもするから恐ろしい。安易に使うのは、あまりおすすめできない。

ゆがんだまま固まった骨、関節、筋肉。
これらを在るべきポジションに
戻すことが、真の姿勢矯正である。

今、日本は猫背大国だ。周りを見渡して、きれいな姿勢で歩いている人がどれだけいるだろうか? 8割、いや9割がた背中や首が前に傾いていると言っても過言ではない。

どうしてこうも猫背が多いのか。

一番の原因はライフスタイルの変化だ。デスクワークが増え、1日何時間もPCの前に座っていることが当たり前になった。PC作業がメインの仕事ではなくとも、スマホは使うという人がほとんどだと思う。日中はPC、通勤や昼休み、家に帰ってから寝るまで……と、朝から晩までこれら電子デバイスを使い続けている場合もあるだろう。

このようなライフスタイルが普通となった今、姿勢が悪くなるのはある種、当然のことと言える。作業や「画面」に集中すればするほど、前にかがんだり縮こまったりする動作が増えるからだ。

反対に「背中を反る」とか「胸をひらく」とか、「肩甲骨を寄せる」といった動作は減っていき、やがて次のような悪しき変化が訪れる。

肩が内側に入り、背中が丸まる。

←骨は本来あるべきポジションからずれて、関節は可動域を奪われていく。

←筋肉も偏った使われ方しかされなくなって、気づかぬうちに退化する。

←ゆがみと、それに対する体の順応が進んでいき……

←やがて悪い姿勢がラクだと感じるようになる。

←ゆがんだまま固定化されたことであらゆる不調が発生（！）

この**負の連鎖を根本から解決するには、ゆがんでしまった骨や関節、凝り固まってしまった筋肉を、本来在るべきポジション、在るべき状態へと戻してあげることが先決**なのだ。

ブリッジこそ、
姿勢矯正パーフェクトポーズである。

突然だが、あなたは今、ブリッジができるだろうか？

仰向けから手足を踏ん張って体を持ち上げ、弓なりの曲線を描くお馴染みのポーズ。ゼロジムの生徒さんにもクラスメニューのひとつとしてやってもらったところ、これが見事にできない。

とくに男性は顕著だ。肩周りや背中が凝り固まって腕が思うように上がらないし、女性に比べ股関節の柔軟性が低いためか、背中から腰にかけての反りもぎこちない。

「昔はできたのになぜ……」

「子どもの頃はもっと柔らかかったのに」

筋肉の柔軟性は、基本的に加齢によって衰えていく。本当は、年齢を重ねるほど適度なストレッチや運動が必要なのに、大人になった今、多くの人は体をほとんど動かしていない。椅子に座ってPCと向かい合い、動かすのは手先だけ。立ち上がるのはほんの数回で、休憩や移動の合間にもスマホをいじる。

ほぼ同じ姿勢しかしていないため、骨、関節、筋肉がその間違った姿勢に変化していき、いつの間にかブリッジもできない、つまり自分の思ったとおりに動かせないガチガチの体になってしまうのだ。

これから紹介する姿勢矯正プログラムでは、4週間でブリッジの達成を目指す。ブリッジは一見ただ体を反っているだけに見えるかもしれないが、じつは様々な骨や関節、筋肉へのアプローチを必要とする。

ブリッジを目指す過程で、大腰筋や腹横筋といったインナーマッスルに、手足や股関節の柔軟性、そして何より猫背の一番の原因である「肩甲骨のズレ」が改善されるなど、姿勢矯正に必要な要素をバランスよく、しかも確実に得ることができるのだ。

また、長年猫背を続けてきた人のなかには、「何が正解かわからない」「成果がはっきりと見えないからやる気が出ない」という人もいる。でも、ブリッジという目に見える目標があれば、モチベーションもキープしやすい。

そう、ブリッジとは、姿勢矯正のパーフェクトポーズとも言うべき、れっきとしたトレーニングなのである。

4週間の姿勢矯正プログラムで、あなたの肉体は再生する。

次章からは、いよいよ具体的なトレーニングメニューを紹介していく。1週間につき5〜6つのトレーニングを毎日行い、週替わりメニューを4週間こなすというものだ。

本トレーニングは、全体的に「ほぐし」と「ポジションセット」に重きを置いている。ブリッジできる体を目指しながら、長年の悪姿勢で凝り固まった筋肉をほぐし、肩甲骨などのずれてしまった骨や関節を本来あるべき場所へと戻していく。

男性は女性に比べ、もともと体の硬い人が多いので、ストレッチ要素の高いトレーニングに対し、最初は苦痛や苦手意識を感じるかもしれない。そんなときは無理をせず、自分の伸ばせる範囲で無理せずトライすること。無理は怪我ややる気の減退を招くのでくれぐれもマイペースを心がけよう。

オフィスでできるものもあるが、全体的に座ったり寝転がったりするものが多いので、朝か夜、自宅で行うのがいいだろう。

朝は脳や体を目覚めさせる効果があるし、夜、入浴後や寝る前に行えば、1日の疲れを癒すことができる。

PART 01

4週間で猫背を完全矯正！
自分を変える
最強・最速の
プログラム

PART 01

いよいよトレーニング開始。1週間ごとに切り替わる5～6つのメニューを、朝か夜、基本的に毎日行う。めんどうに感じる人もいるかもしれないが、本書が目指すのは「本気の姿勢矯正」である。動作手順やポイントを確認しながら、しっかり取り組もう。

Training 001

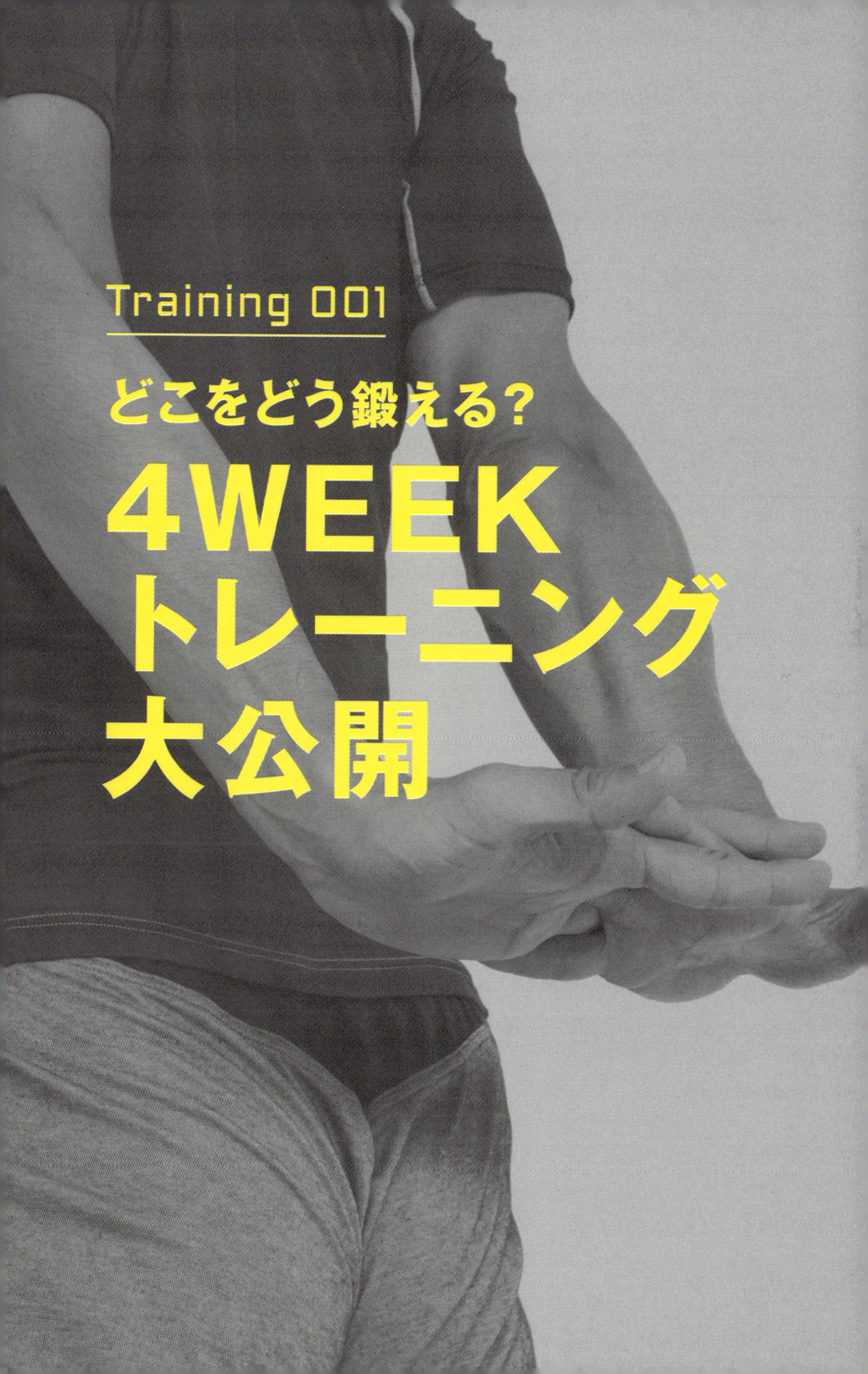

どこをどう鍛える？

4WEEK
トレーニング
大公開

「子どもの頃にやった」という人も多いであろう、ぐぐーっと伸びるこのポーズ。じつは大人になった今だからこそ、やるべき理由がある。なぜならブリッジには、猫背解消に必要な関節の動きや筋肉収縮がバランスよく組み込まれているからだ。いわばブリッジは「姿勢矯正パーフェクトポーズ」なのである。ブリッジができる体＝ゆがみや凝りのない体になるということ。本書の目的はあくまで姿勢矯正だが、その目的を達成するためのツールとしてブリッジを位置づけ、4週間で達成を目指す。

［ このプログラムの特徴 ］

1. 関節は首、肩甲骨、肩関節、股関節の動きが充実している
2. 脊柱起立筋、副直筋、腹斜筋、肩甲骨周囲筋、腸腰筋、大胸筋、上腕筋などの筋収縮やストレッチが充実している
3. 各週のトレーニングメニューが10分程度で手軽にできる

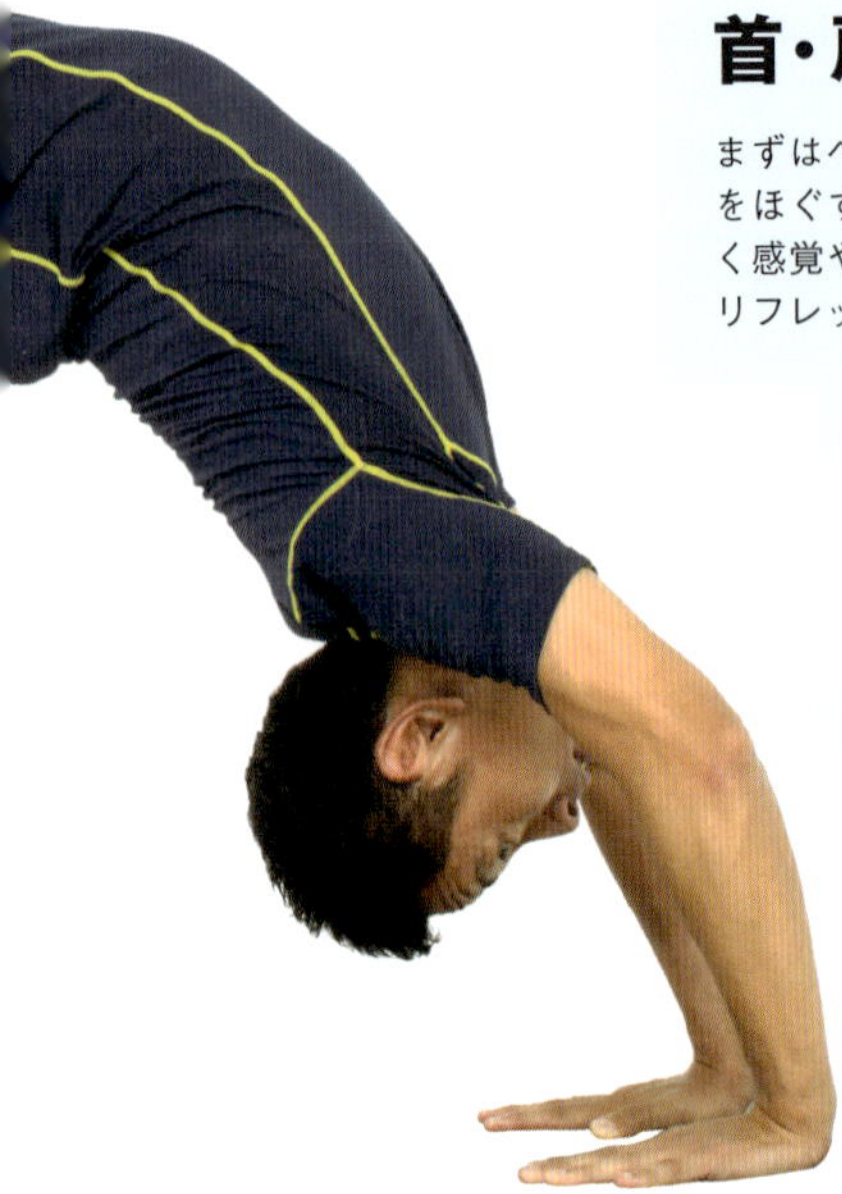

1 week 首・肩関節をほぐす

まずはベースづくりから。行うのは、首や肩まわり、腕をほぐすトレーニングを5種類ほど。凝りがとれていく感覚や伸び感を意識するのがポイント。疲れ解消やリフレッシュとしてもおすすめだ。

2 week 胸の開きや体幹にアプローチ

第1週が「体の先端部分をほぐす週」なら、続く第2週は「より中心部分を攻める週」。胸を大きく開く動きや、体幹部分にアプローチする動きを入れるなど、5種類のトレーニングを行う。

姿勢矯正 最強の ソリューションは 「ブリッジ」である

3 week

ブリッジへの導入

最終的にブリッジするために必要な「足の踏みしめ」や「内ももの引き締め」といった、下半身へのアプローチを中心に6種類行う。第4週のブリッジを見据えて、立ち姿勢からのブリッジにも挑戦する。

4 week

いよいよ ブリッジにトライ！

ラスト5種類のトレーニングは、ブリッジのための最終調整。これまで行ってきた肩関節のほぐしに加え、股関節へのアプローチや、背中の柔軟性を高める動きを重点的に行う。

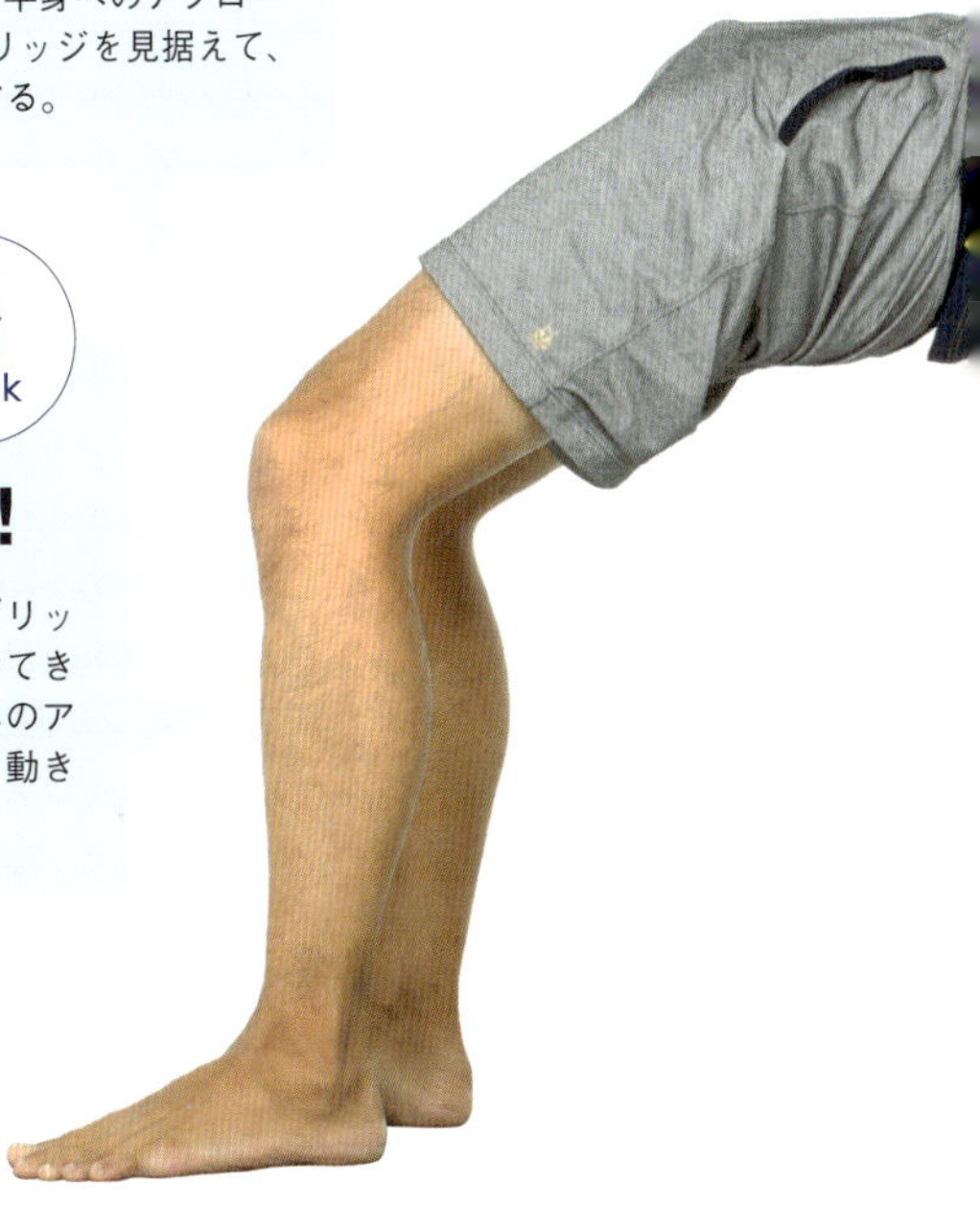

第1週目のキーワードは「ほぐす」！ 肩が内側に入り、背中が丸まったまま固定されてしまった筋肉や関節の柔軟性と正しい動きを取り戻すべく、ここではストレッチ要素の強いトレーニングを中心に構成している。最初はしんどいと感じるかもしれないが、体は確実に変化していくはずだ。

Training

首こり解消ストレッチ 01

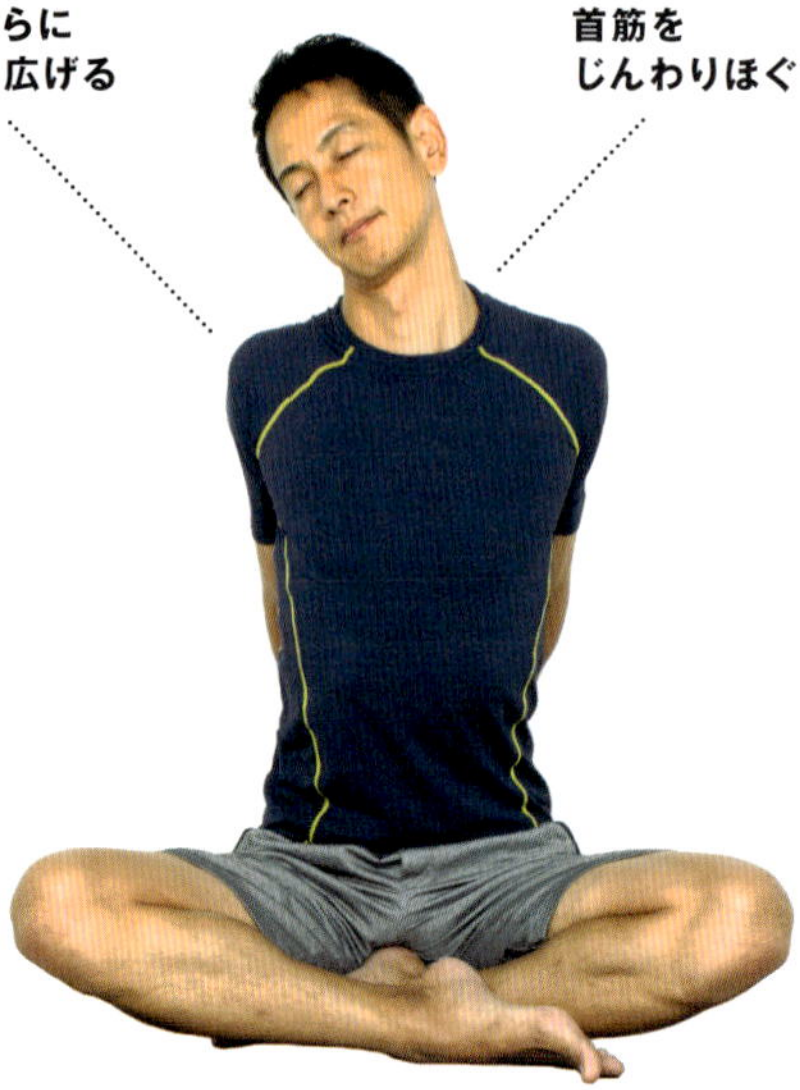
肩甲骨を寄せる
動きでさらに
可動域を広げる
凝り固まった
首筋を
じんわりほぐす

1week [第1週目]

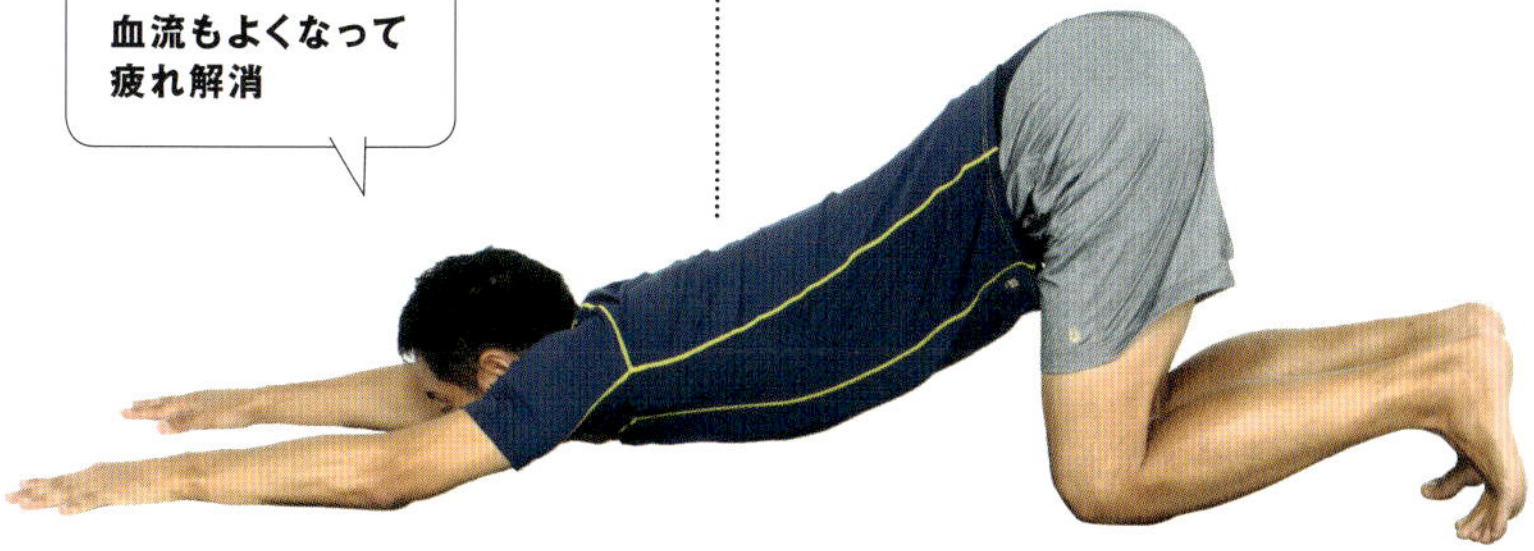
背骨を気持ちよく
効果的に伸ばせる
血流もよくなって
疲れ解消

Training

02 猫のび ストレッチ

1 week

［ 第 1 週目 ］

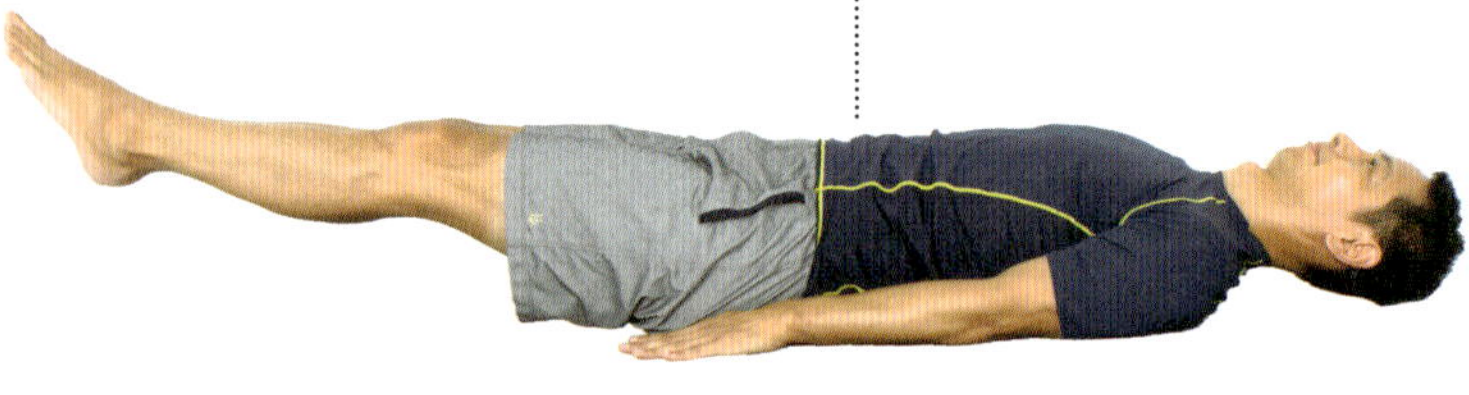
「いい姿勢」に
欠かせないポイントを
ばっちり強化
腹筋も同時に
鍛えられるから
ぽっこりお腹にも効く

Training

寸止め筋トレ 03

Training

04 肩揺らしストレッチ

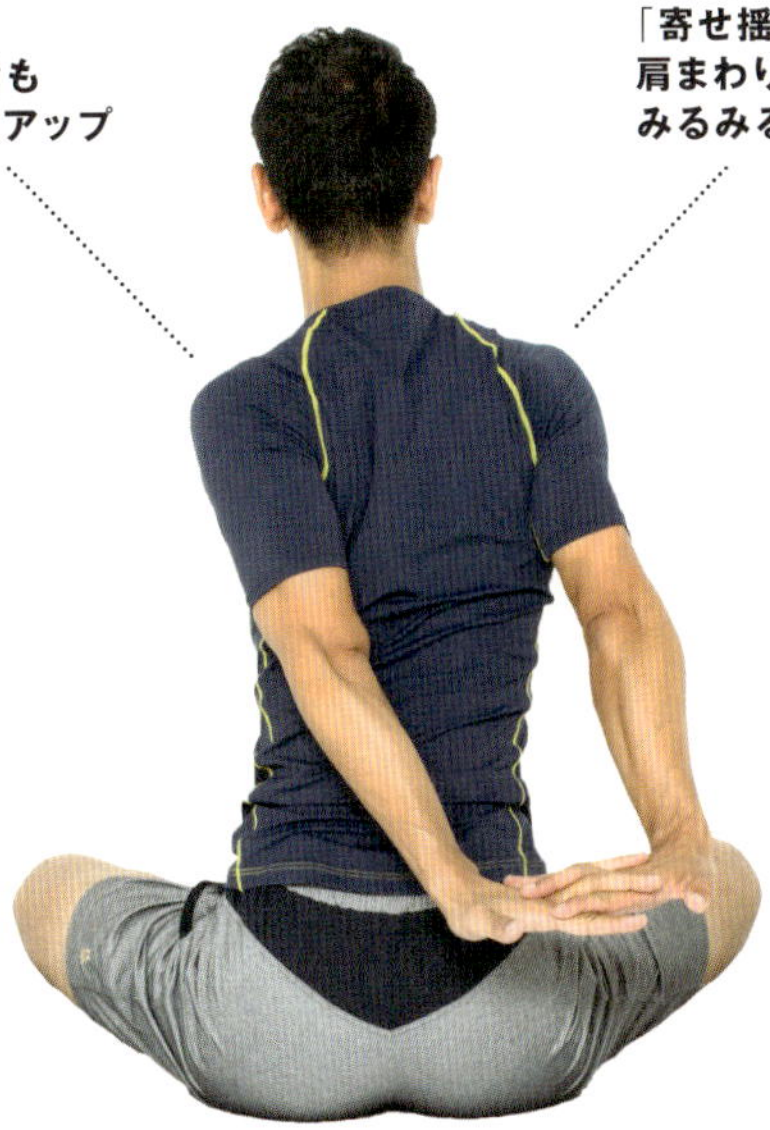
胸の開きも
ぐーんとアップ
肩甲骨の
「寄せ揺らし」で
肩まわりが
みるみるほぐれる

1
week
［第1週目］

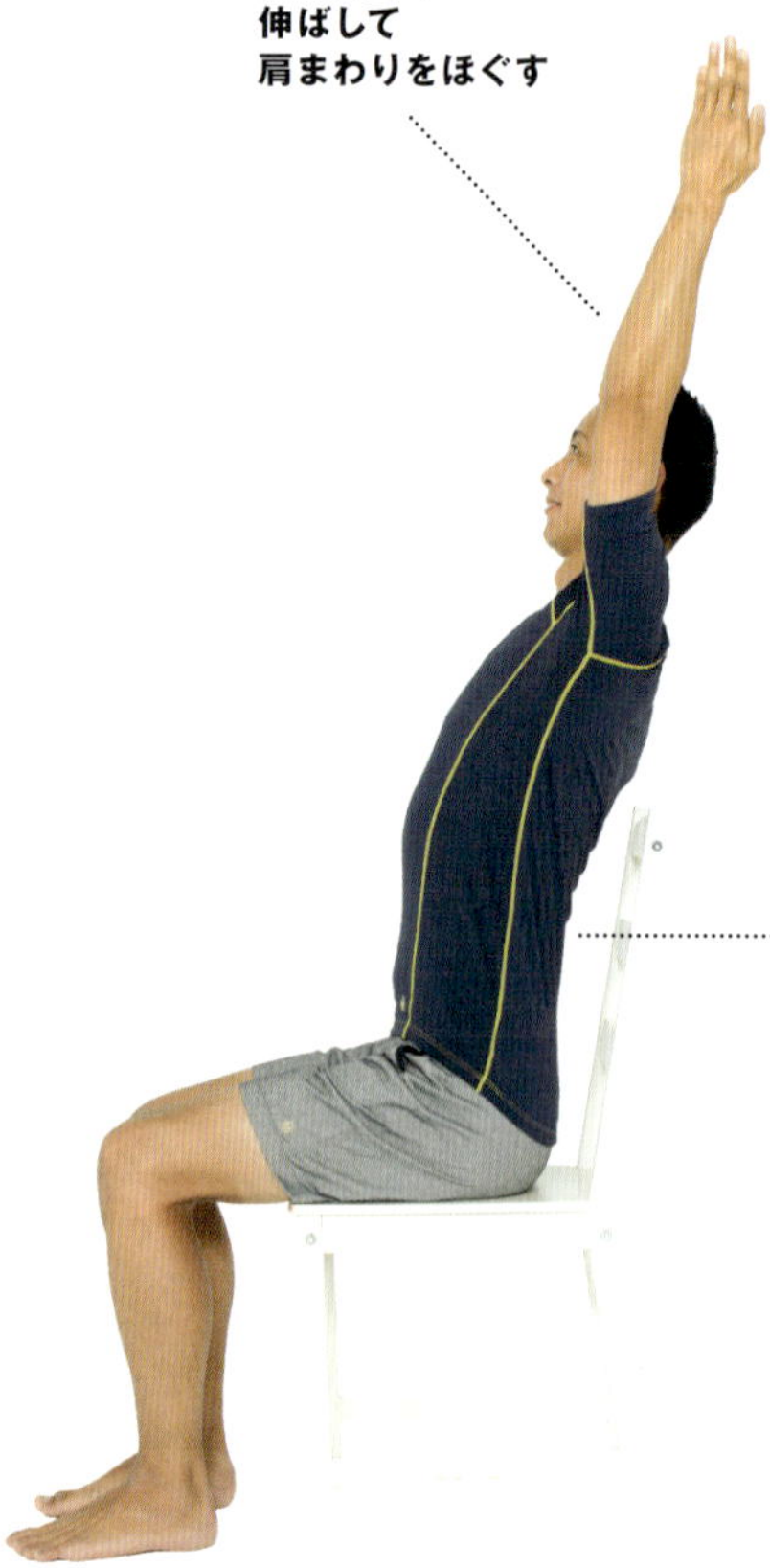
腕を大きく
伸ばして
肩まわりをほぐす
反る動きで
脊柱起立筋を刺激

Training

椅子反り 05

COLUMN
1 week

Basic skill 01

座り方改善

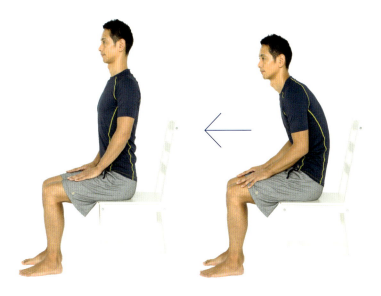

これが正解！

こんな座り姿勢はNG！

第２週目は範囲を広げ、胸の開きや体幹部分へのアプローチを開始。肩甲骨や肩関節の柔軟性を高める動きと並行し、インナーマッスルの強化につながるトレーニングも行っていく。また、コラムとして紹介している「座り方改善」「立ち方改善」も前半週でおさえておくことをおすすめする。

Training

四手ストレッチ 01

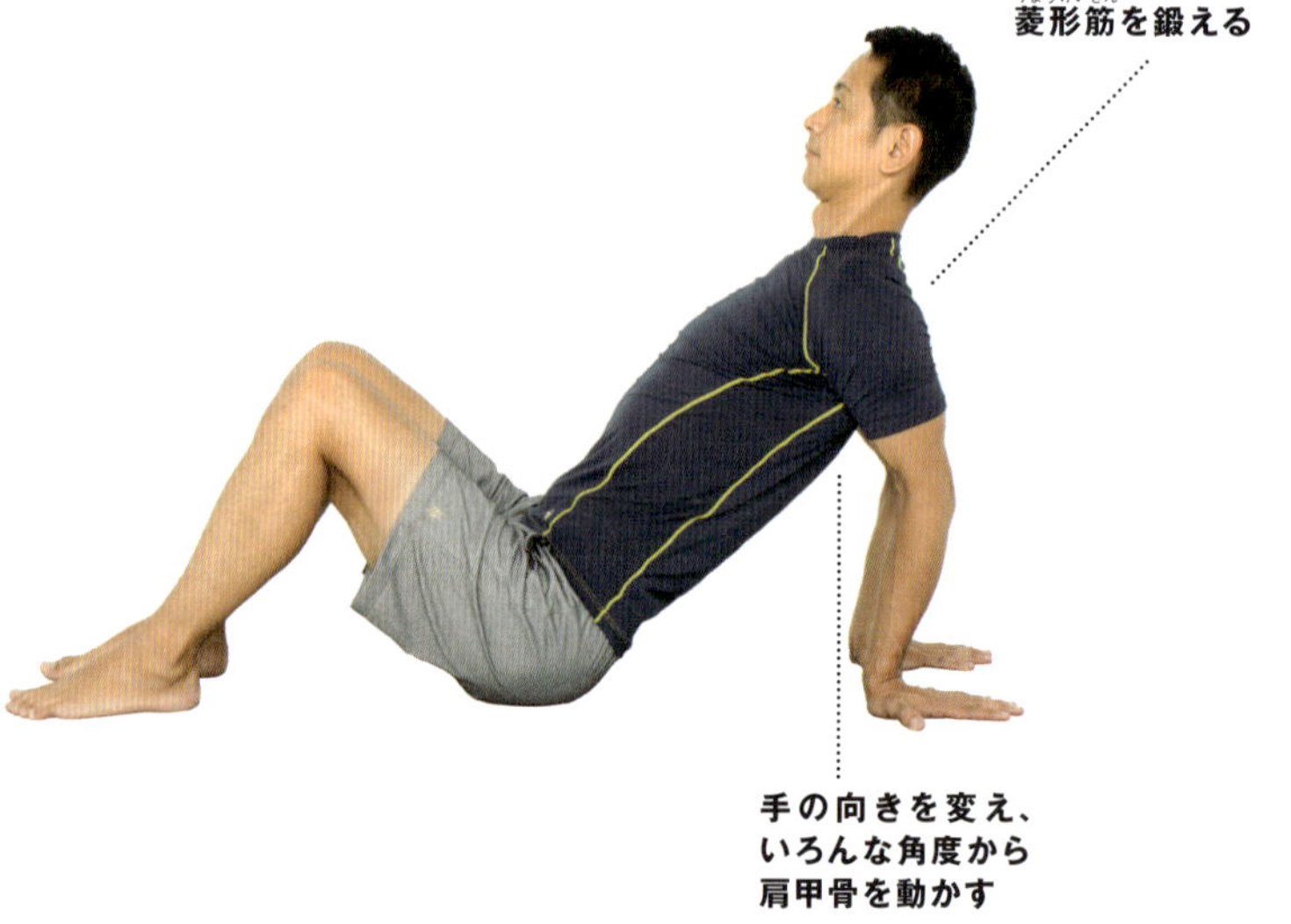
インナーマッスル
菱形筋《りょうけいきん》を鍛える
手の向きを変え、
いろんな角度から
肩甲骨を動かす

2week [第2週目]

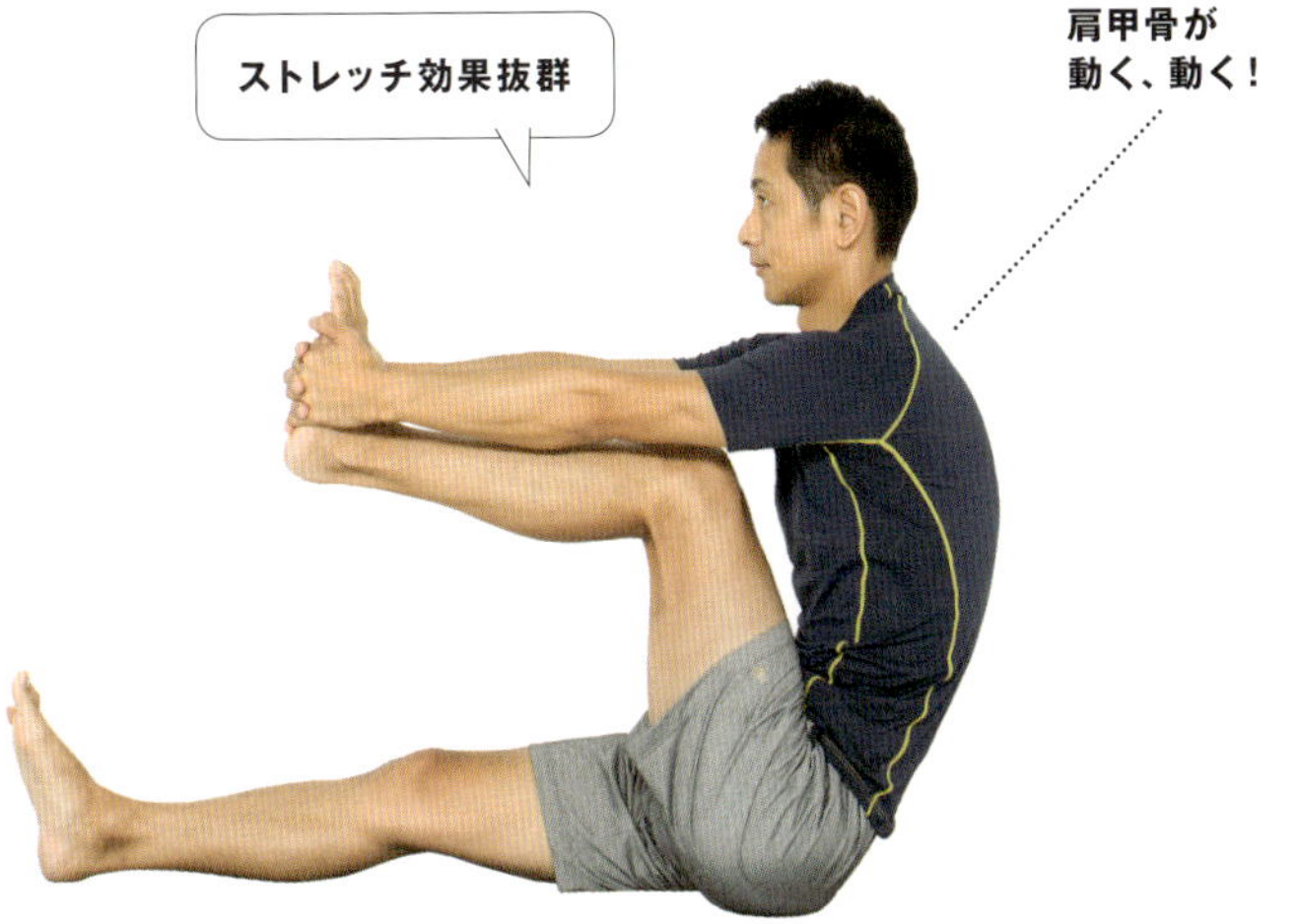
ストレッチ効果抜群
手足の押しで
肩甲骨が
動く、動く!

Training 02 手足同時伸ばし

2 week

［ 第２週目 ］

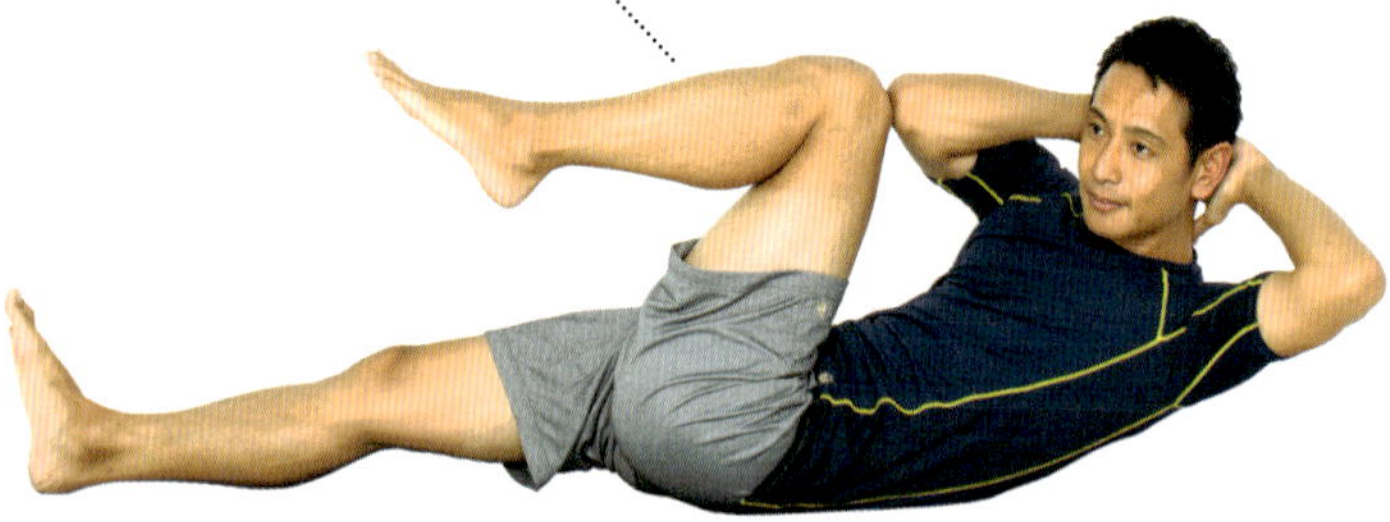

ねじりで
脊柱起立筋を
深く刺激
くびれ効果もあり

Training

クロス腹筋 03

Training

04 直角トレーニング

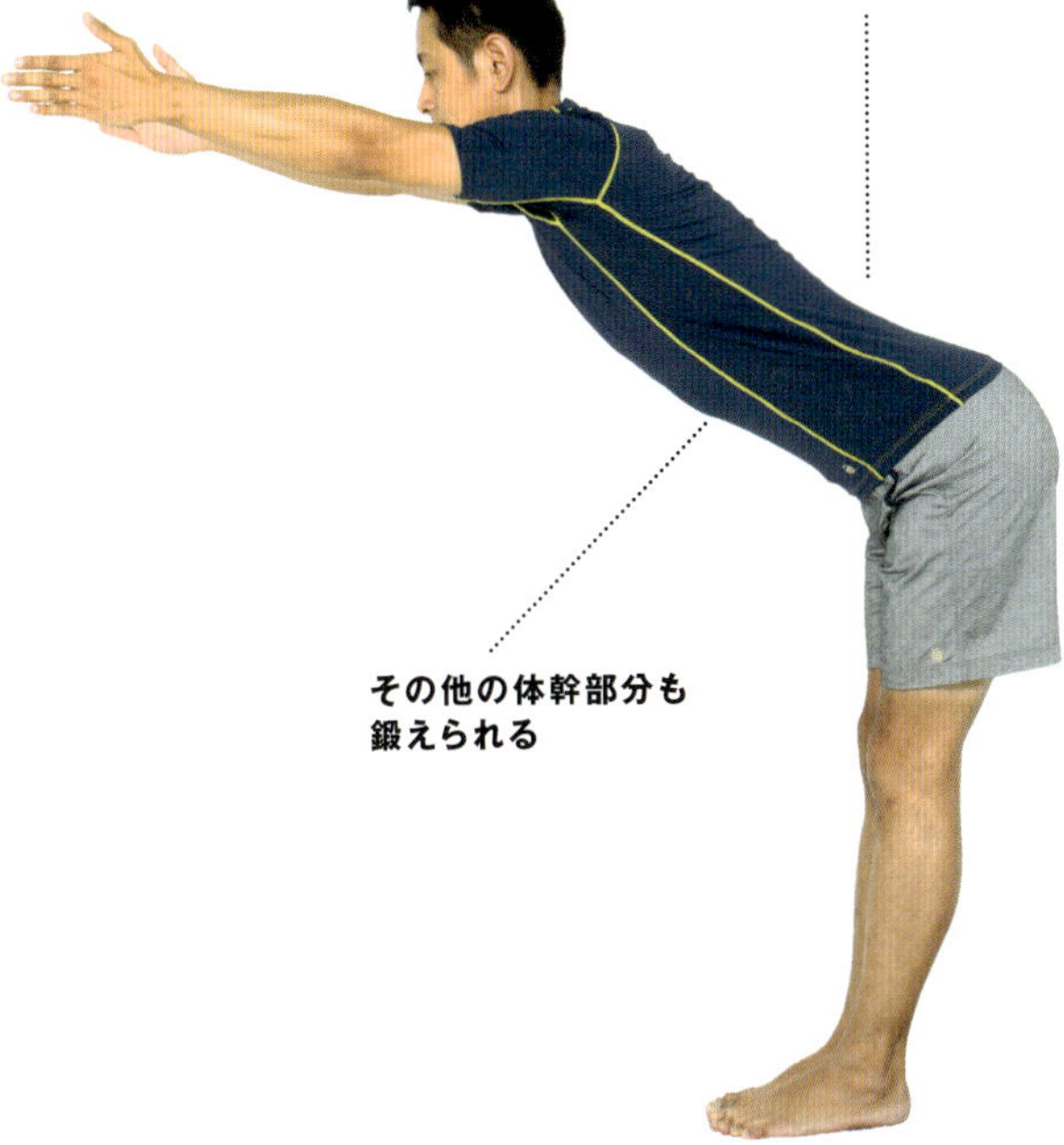
重力の力を利用して
脊柱起立筋を刺激
その他の体幹部分も
鍛えられる

2 week

［第2週目］

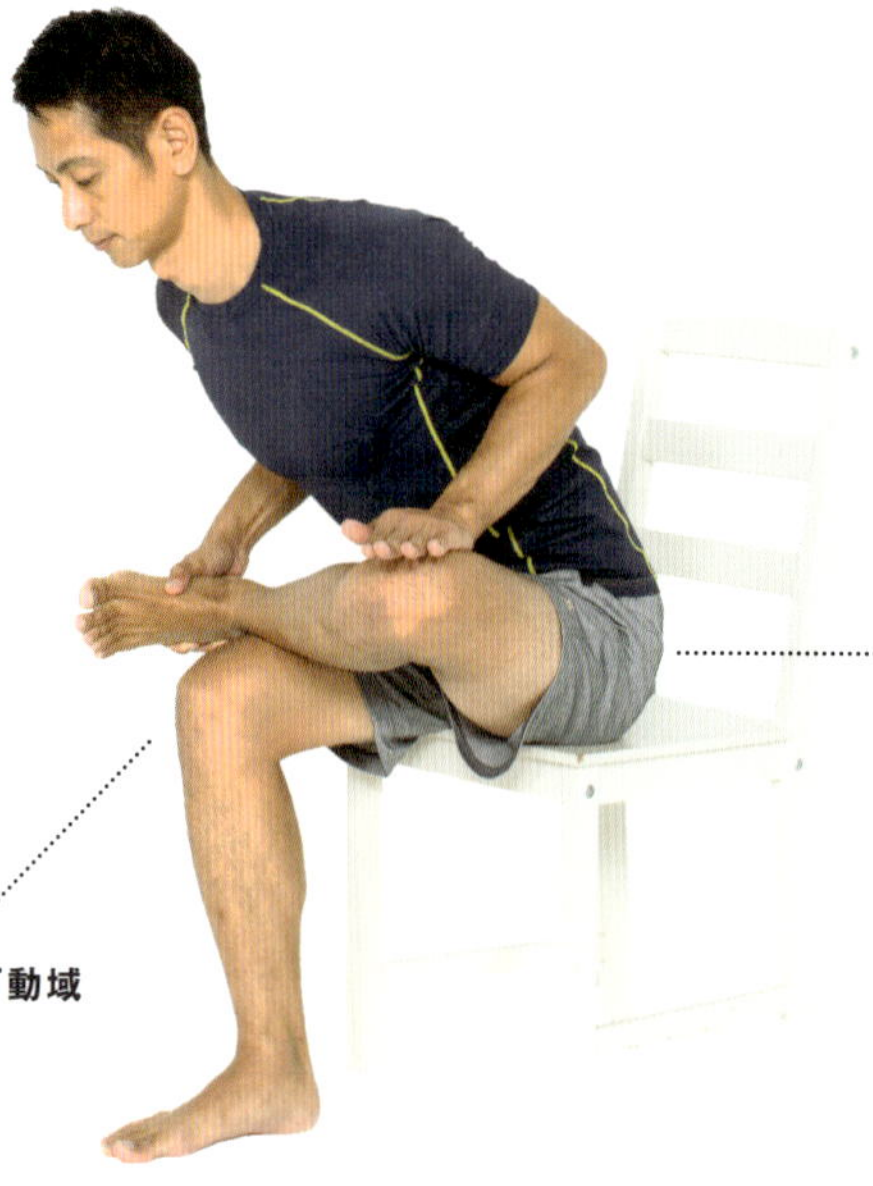
おしりの
筋肉を伸ばす
股関節の可動域
を広げる

Training

椅子前屈 05

COLUMN
2
week

Basic skill 02

立ち方改善

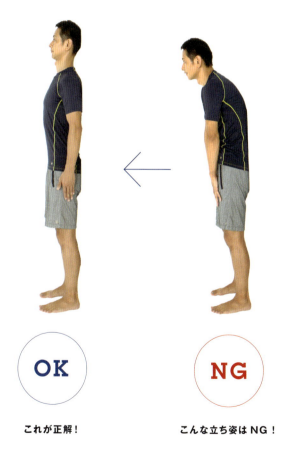

OK

これが正解！

NG

こんな立ち姿はNG！

第３週からは、いよいよブリッジ達成のために必要な関節・筋肉の動きを体に覚えこませていく。「立ち姿勢からのブリッジ」にチャレンジしながら、４週目でパーフェクトなブリッジポーズを決めるため、必要なトレーニングを積んでいく。

Training

手首・足首ストレッチ 01

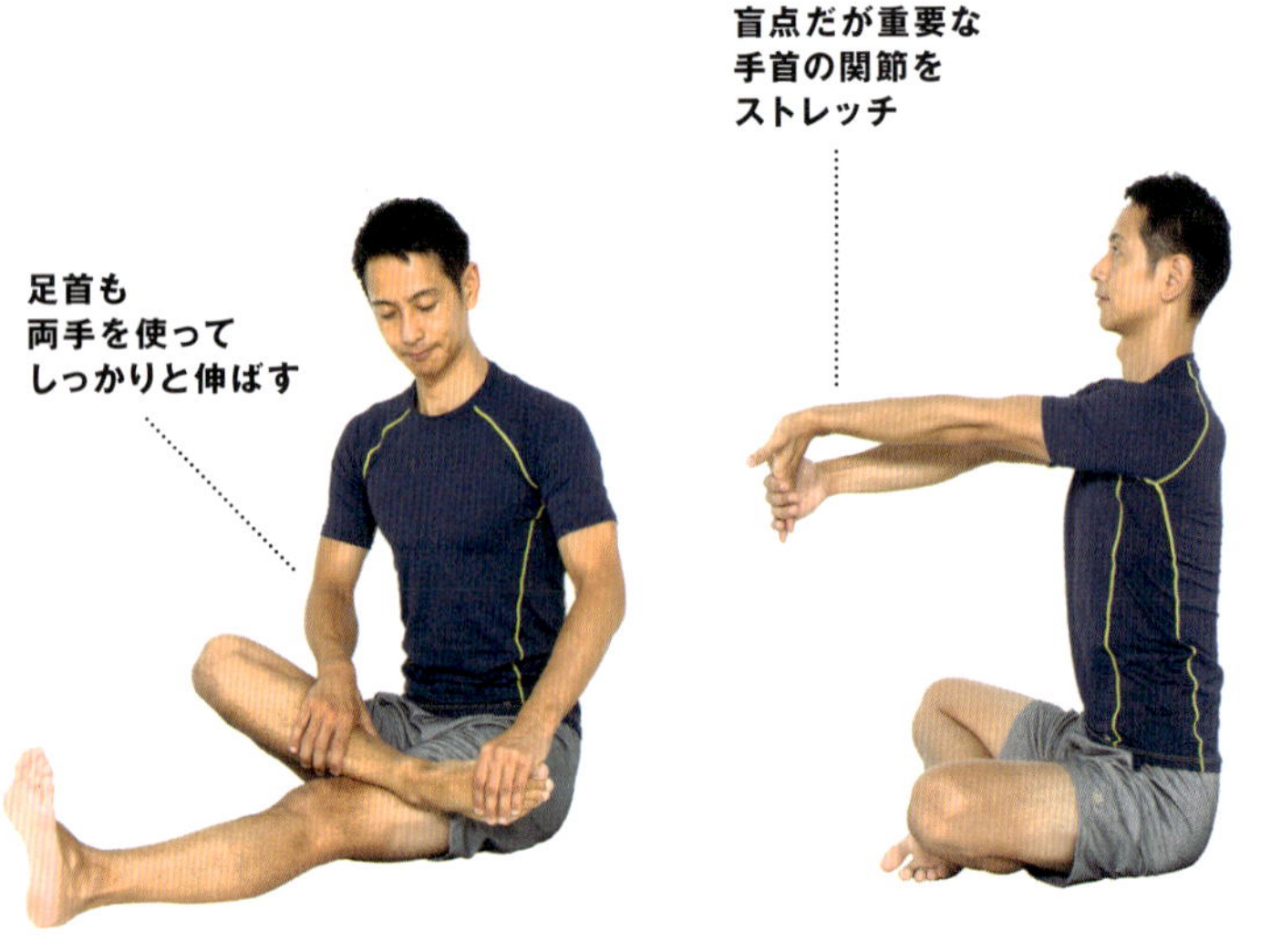
盲点だが重要な
手首の関節を
ストレッチ
足首も
両手を使って
しっかりと伸ばす

3week [第３週目]

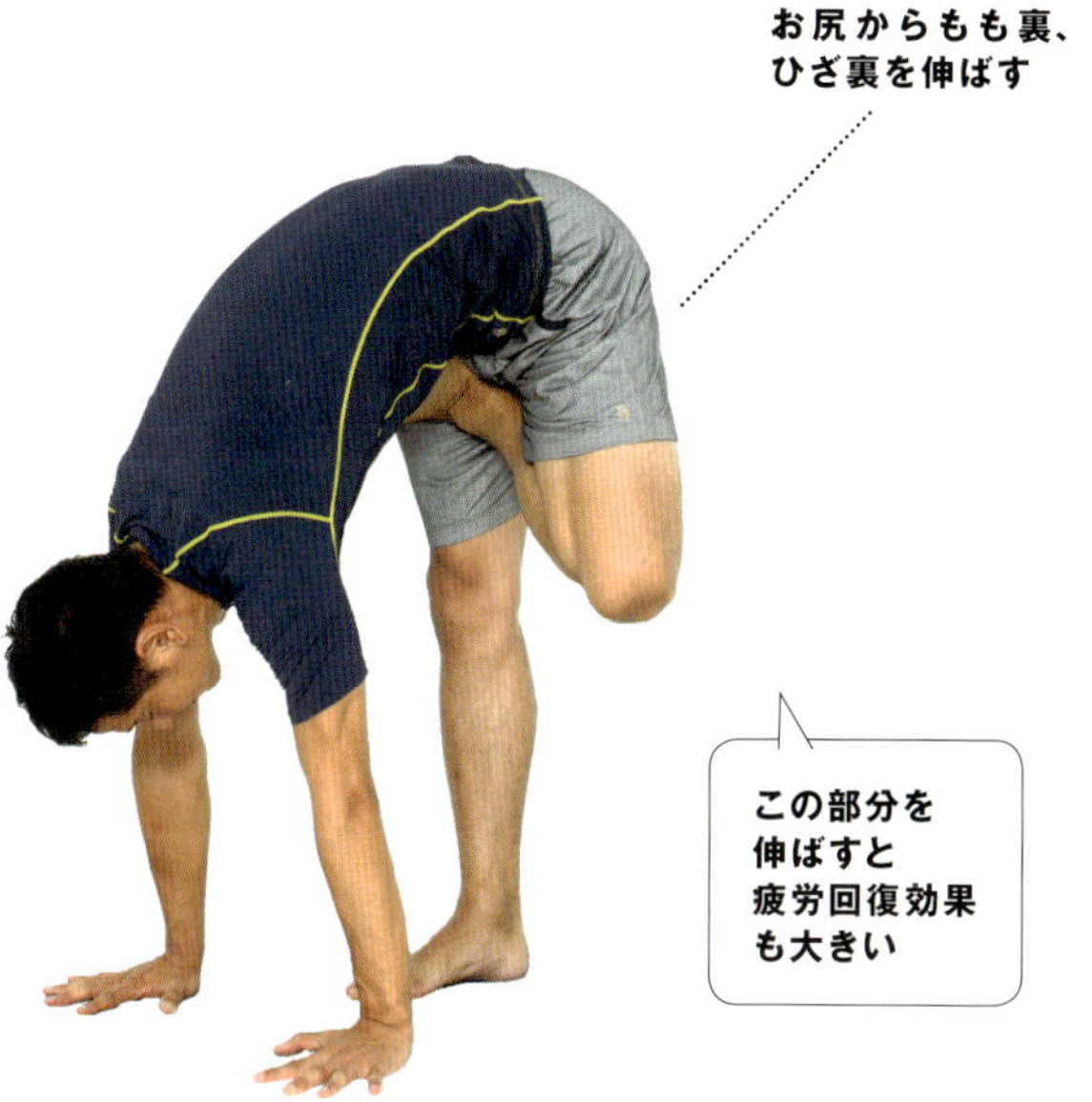
お尻からもも裏、
ひざ裏を伸ばす
この部分を
伸ばすと
疲労回復効果
も大きい

Training

02 片足前屈＆ひざ曲げ

3 week

［ 第3週目 ］

片足に乗る
感覚を養い、
踏みしめる力を
鍛える

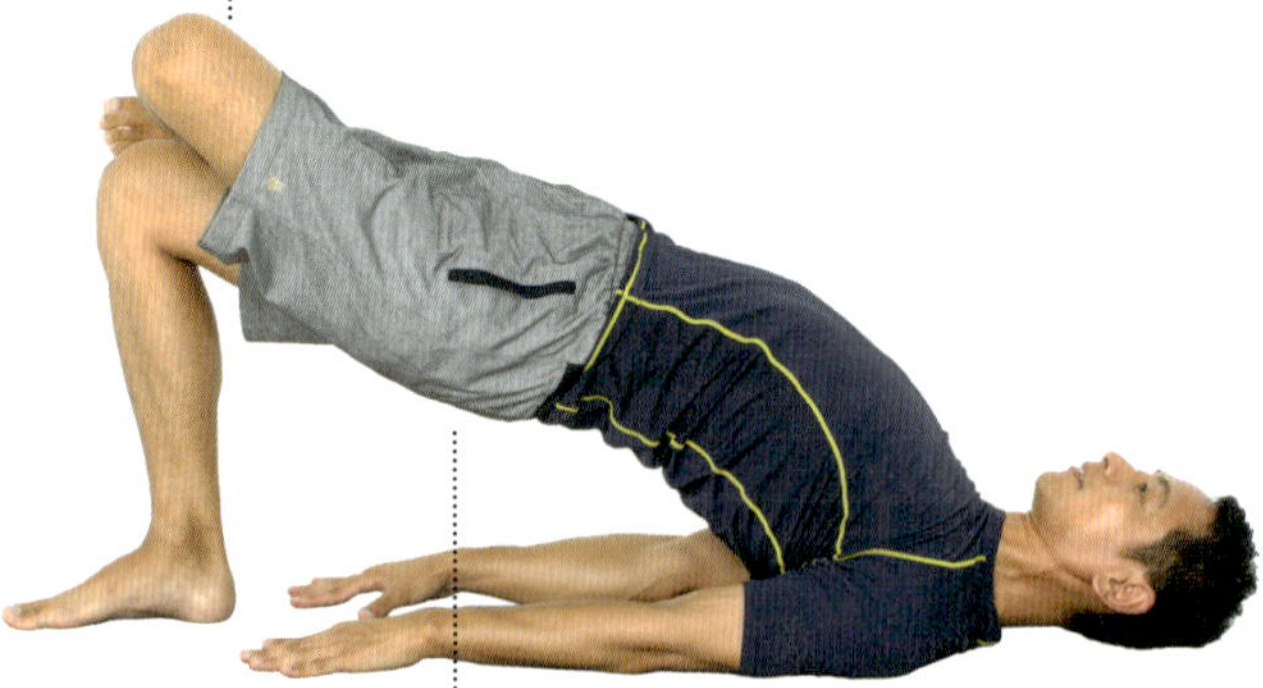

ヒップアップ
効果もあり

Training

片足上げ ヒップアップ 03

Training

04 ペットボトル挟み

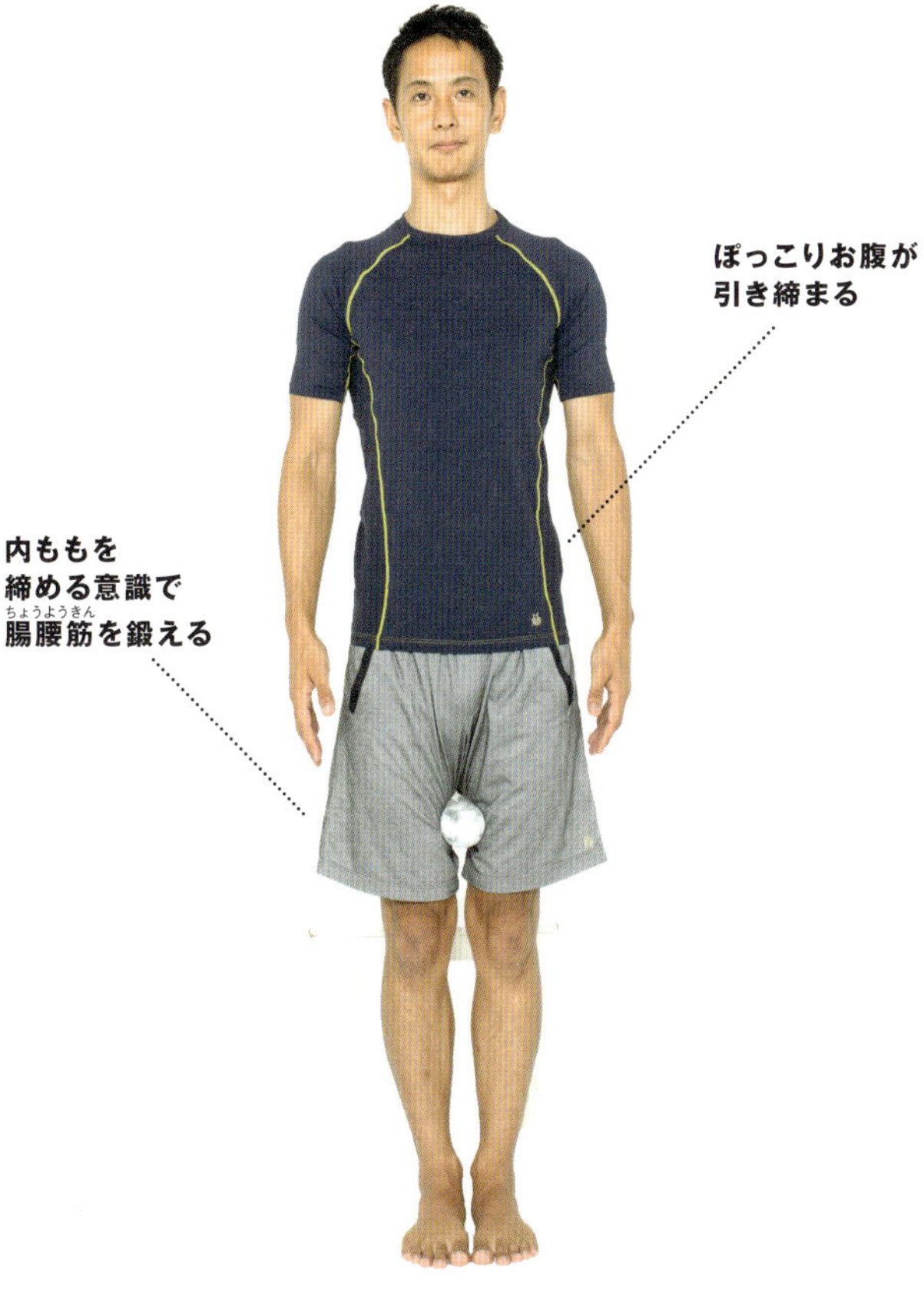
ぽっこりお腹が
引き締まる
内ももを
締める意識で
腸腰筋《ちょうようきん》を鍛える

3 week

［第３週目］

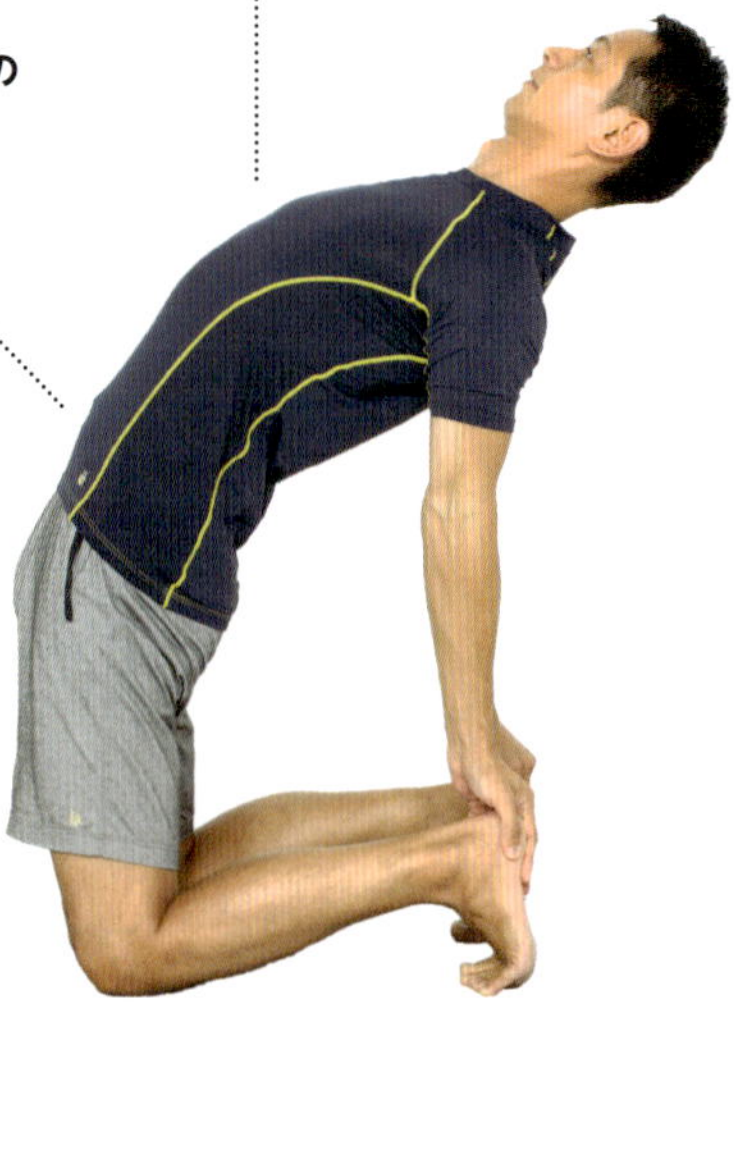
この動き単体でも
姿勢改善に効く
内ももを上に
引き上げるための
筋力を強化

Training

ラクダのポーズ 05

Training

06 立ったまま ブリッジ

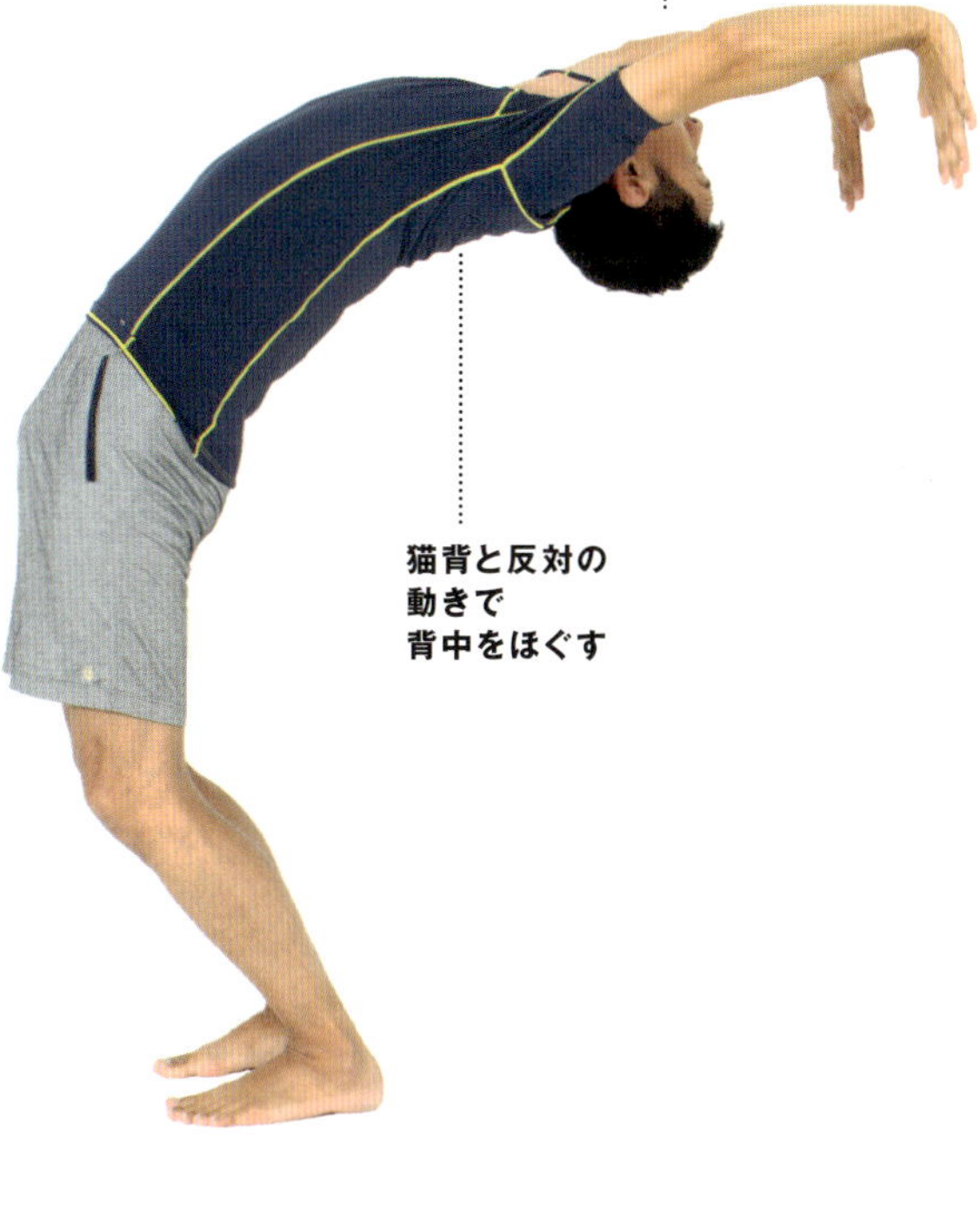
脇を閉めて
肩関節を
きれいに整える
猫背と反対の
動きで
背中をほぐす

ラスト第４週は最終調整。きれいな曲線を描けるかどうかは、この期間にかかっている。ブリッジしたときにぐらつかず、しっかりと体を支えられるよう、体幹部や下半身へのアプローチを中心に行っていく。第１週に比べると難易度もやや高めだが、最後まで気を抜かずやり遂げたい。

Training

イルカのポーズ 01

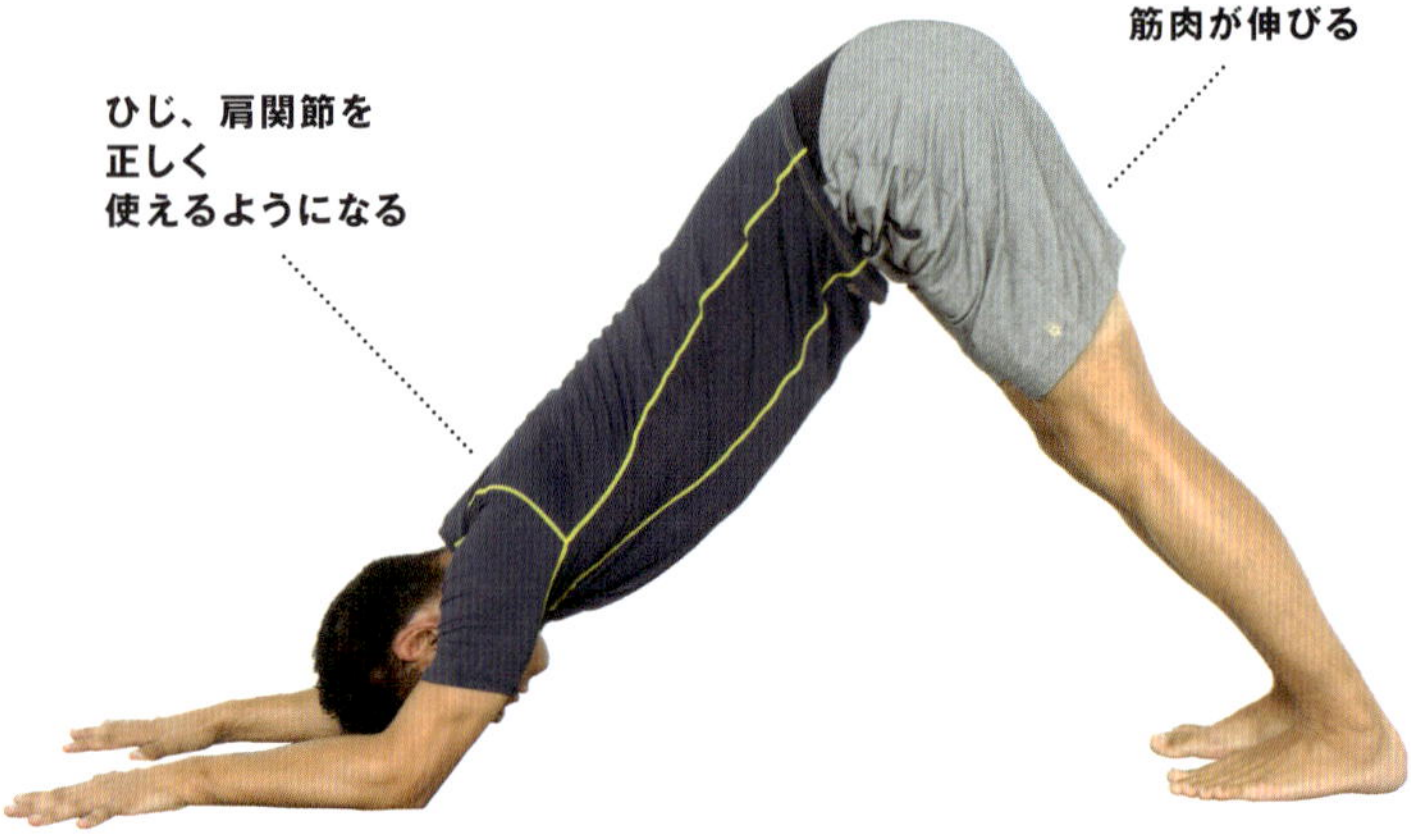

ひじ、肩関節を
正しく
使えるようになる
下半身の
筋肉が伸びる

4week [第４週目]

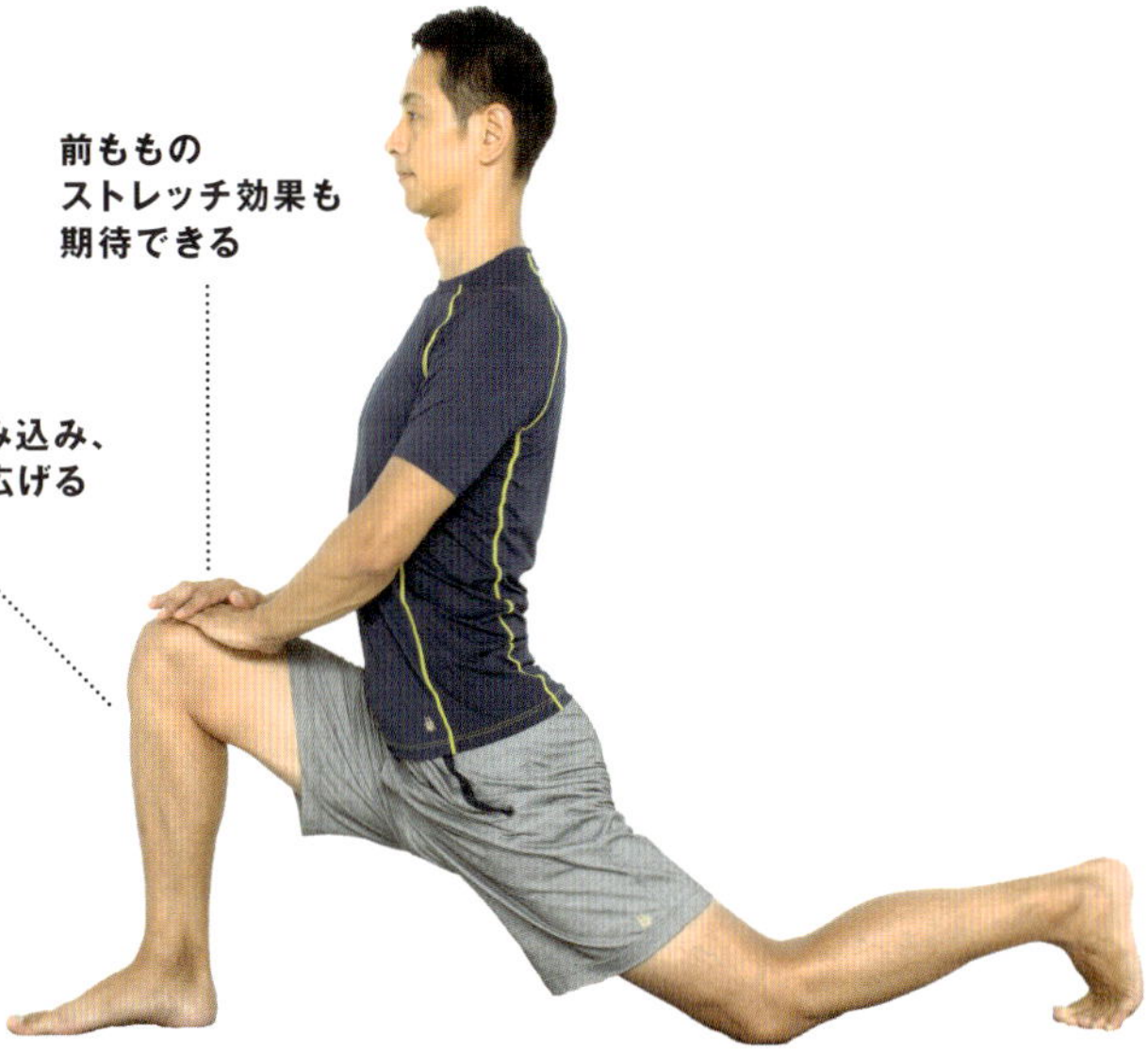
前ももの
ストレッチ効果も
期待できる
前足で踏み込み、
股関節を広げる

Training

02 ランジのポーズ

4 week

［ 第 4 週目 ］

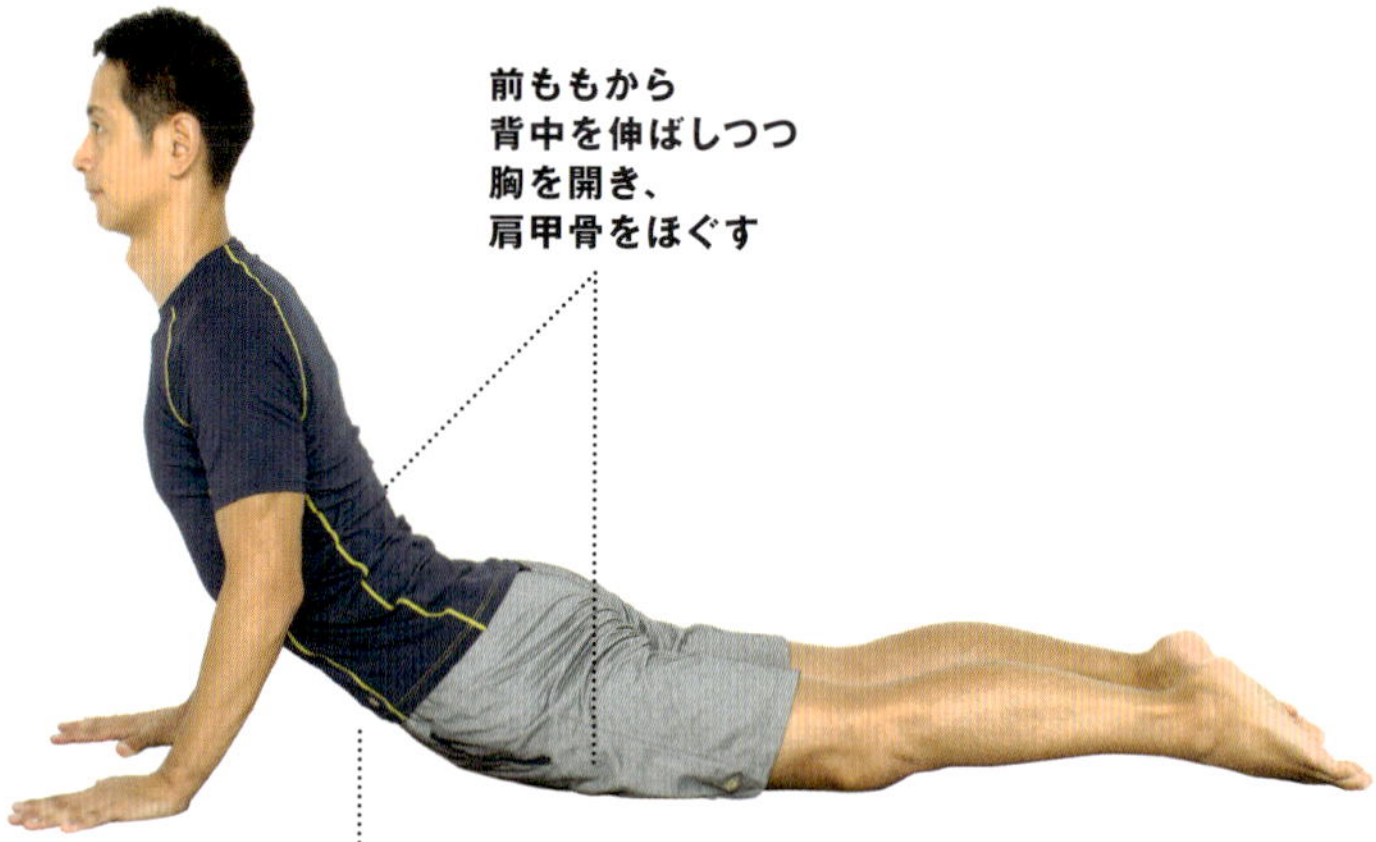
前ももから
背中を伸ばしつつ
胸を開き、
肩甲骨をほぐす
股関節を
立てる動きで
下半身を刺激

Training

コブラのポーズ 03

Training

04 椅子ひねり

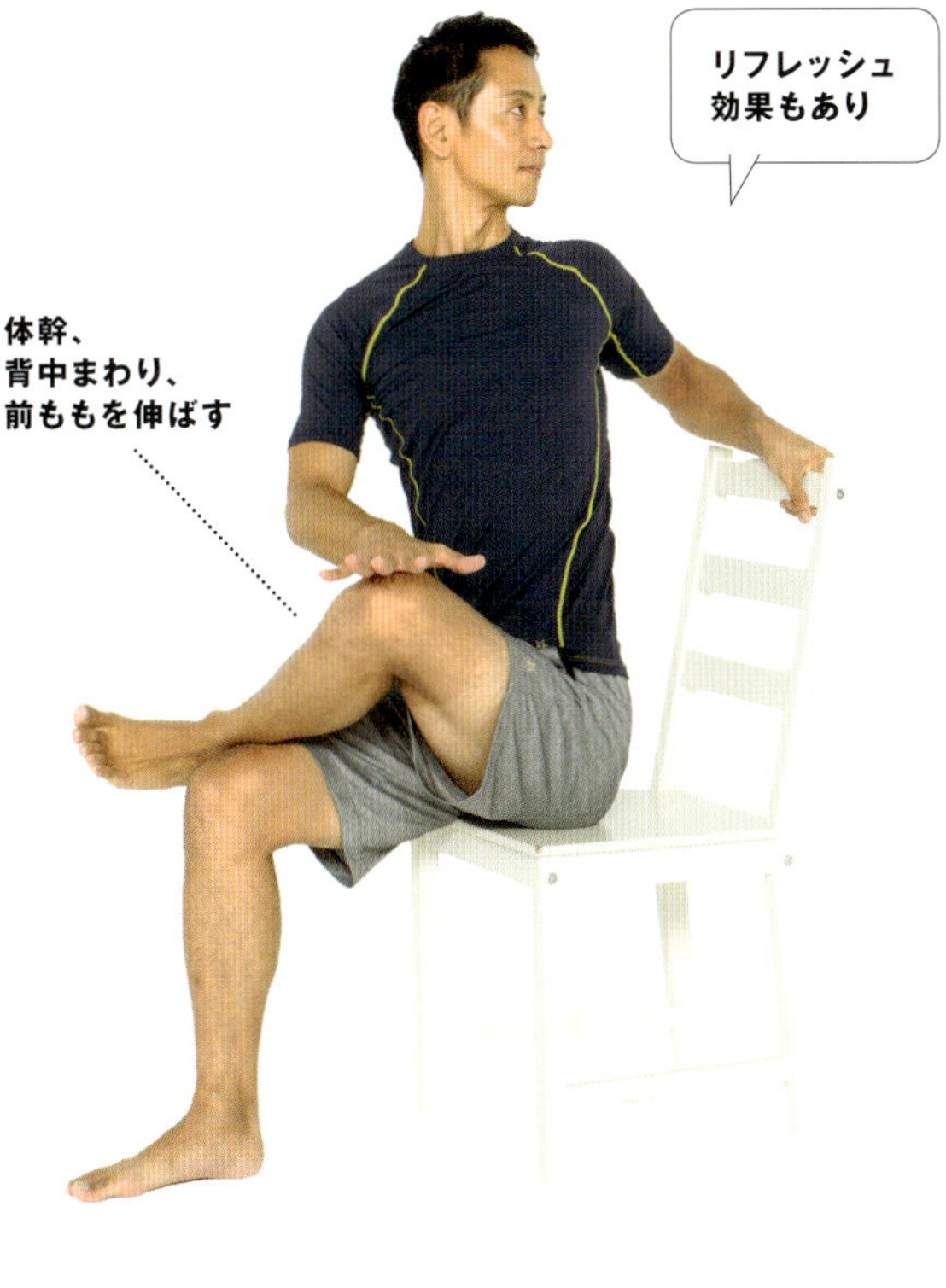
リフレッシュ
効果もあり
体幹、
背中まわり、
前ももを伸ばす

4 week

［ 第４週目 ］

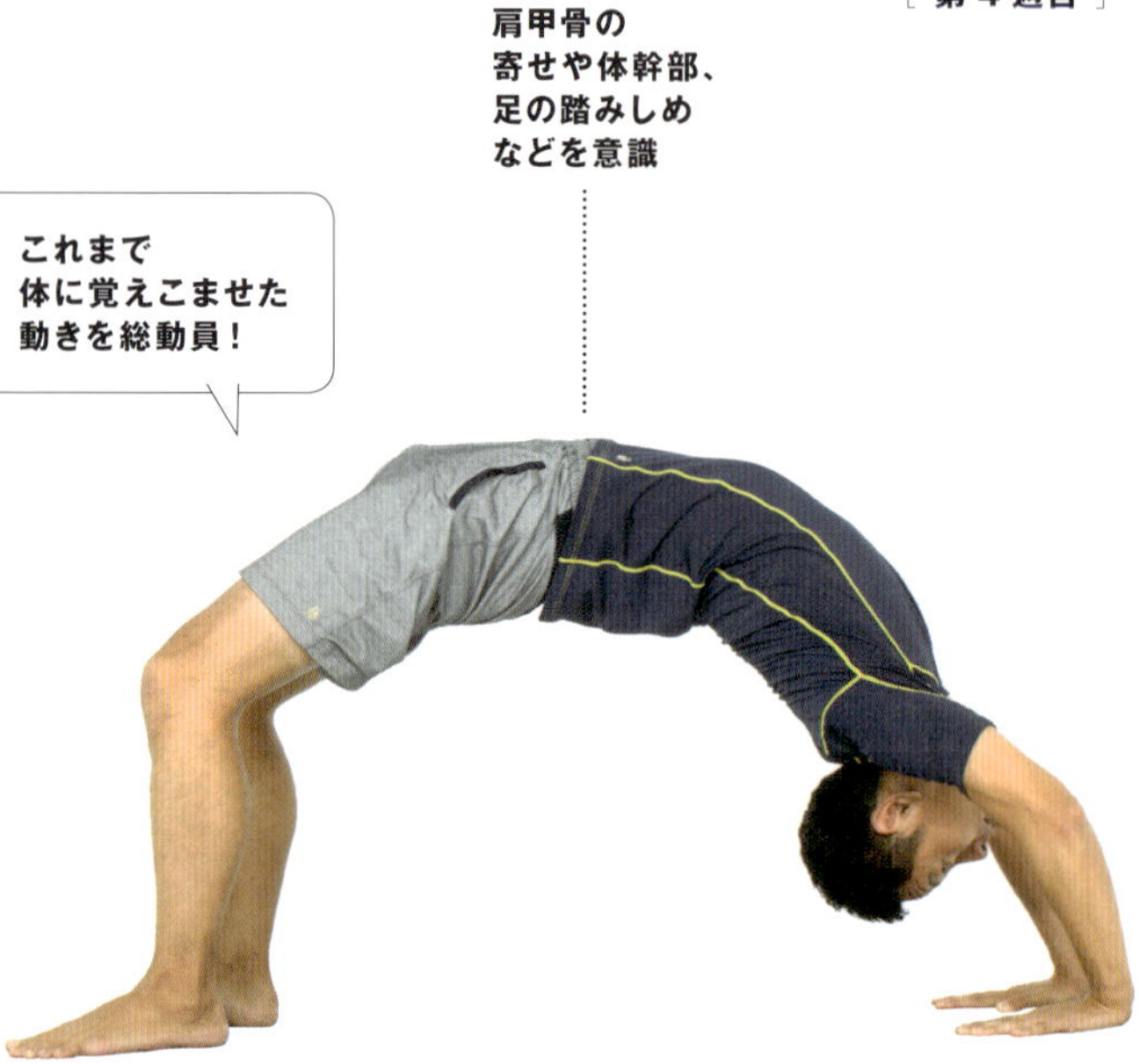
肩甲骨の
寄せや体幹部、
足の踏みしめ
などを意識
これまで
体に覚えこませた
動きを総動員！

Training

GOAL!

ブリッジに挑戦 05

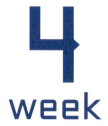

COLUMN

4 week

Basic skill 03

体幹トレを習慣化

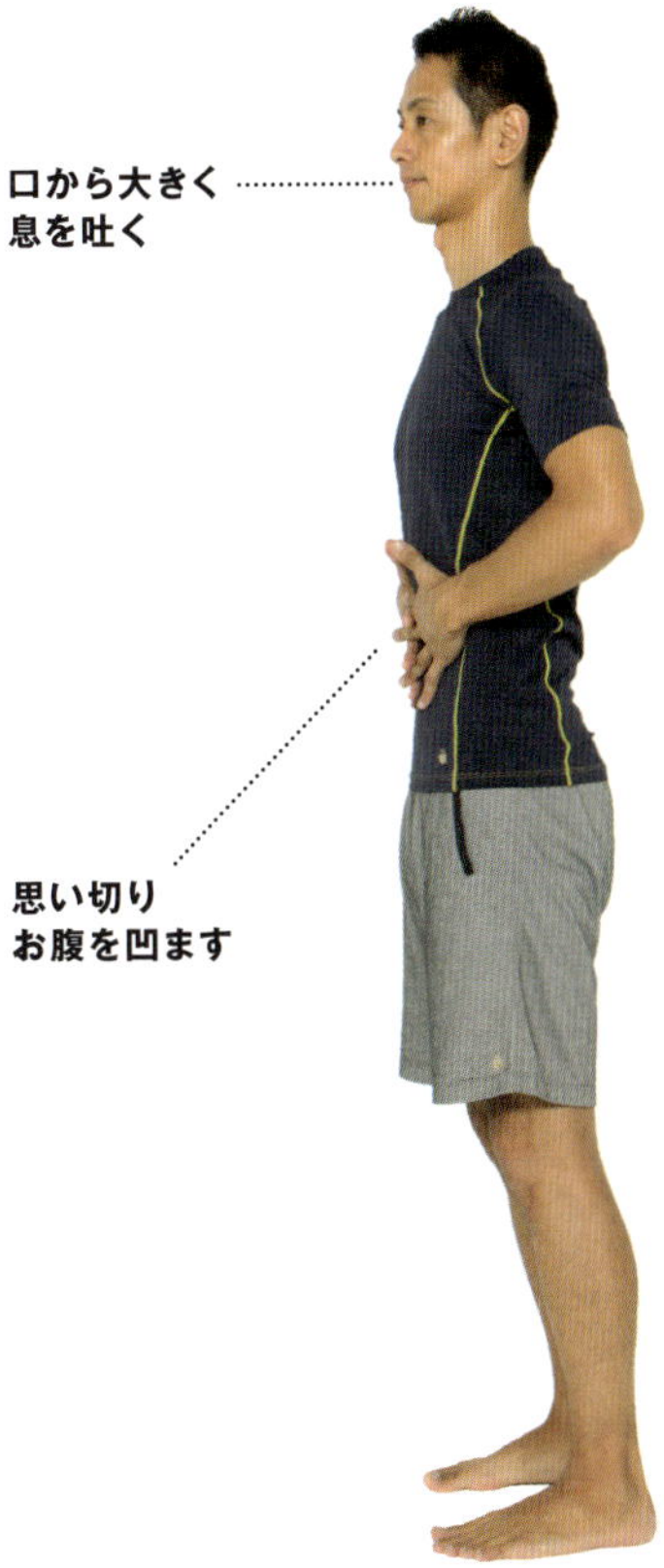
口から大きく
息を吐く
思い切り
お腹を凹ます

Memo 01

Before starting the program

☑ プログラムを始める前に

4週間プログラムをスタートする前に、まずはブリッジへの挑戦を。自分はどこが硬いのか、どの部分に難を抱えているのか……。今の体の状態をセルフチェックしてみよう。

□ 肩まわりの筋肉が凝り固まっている
□ 肩甲骨の動きが鈍い
□ 体幹が弱っている
□ 股関節が硬い
□ 下半身の踏みしめが弱い　……etc.

ブリッジをするためには、体全体で「柔軟性」「可動域」「筋肉量」がバランスよく求められる。どれか1つでも欠ければ、ブリッジはできない。
意地で無理やりそれらしき形はつくれたとしても、きれいな曲線を描くことはできないだろう。どこかに不自然な負荷がかかり、下手をすれば筋を痛める原因になる。

セルフチェックが終わったら、いよいよ4週間プログラムの開始。次の4つを心に留めて、いざ姿勢矯正にチャレンジ！
その1：**毎日やる**（朝・夜どちらか。余裕があれば朝夜両方やってもOK）
その2：**無理をしない**（痛む場合は回数を減らしゆっくり行うなど調節を）
その3：**息を止めない**（秒数に気をとられ呼吸をおろそかにしないよう注意）
その4：**毎週7日目はブリッジにトライ**
（トレーニングの効果を確かめることで、モチベーションキープ）

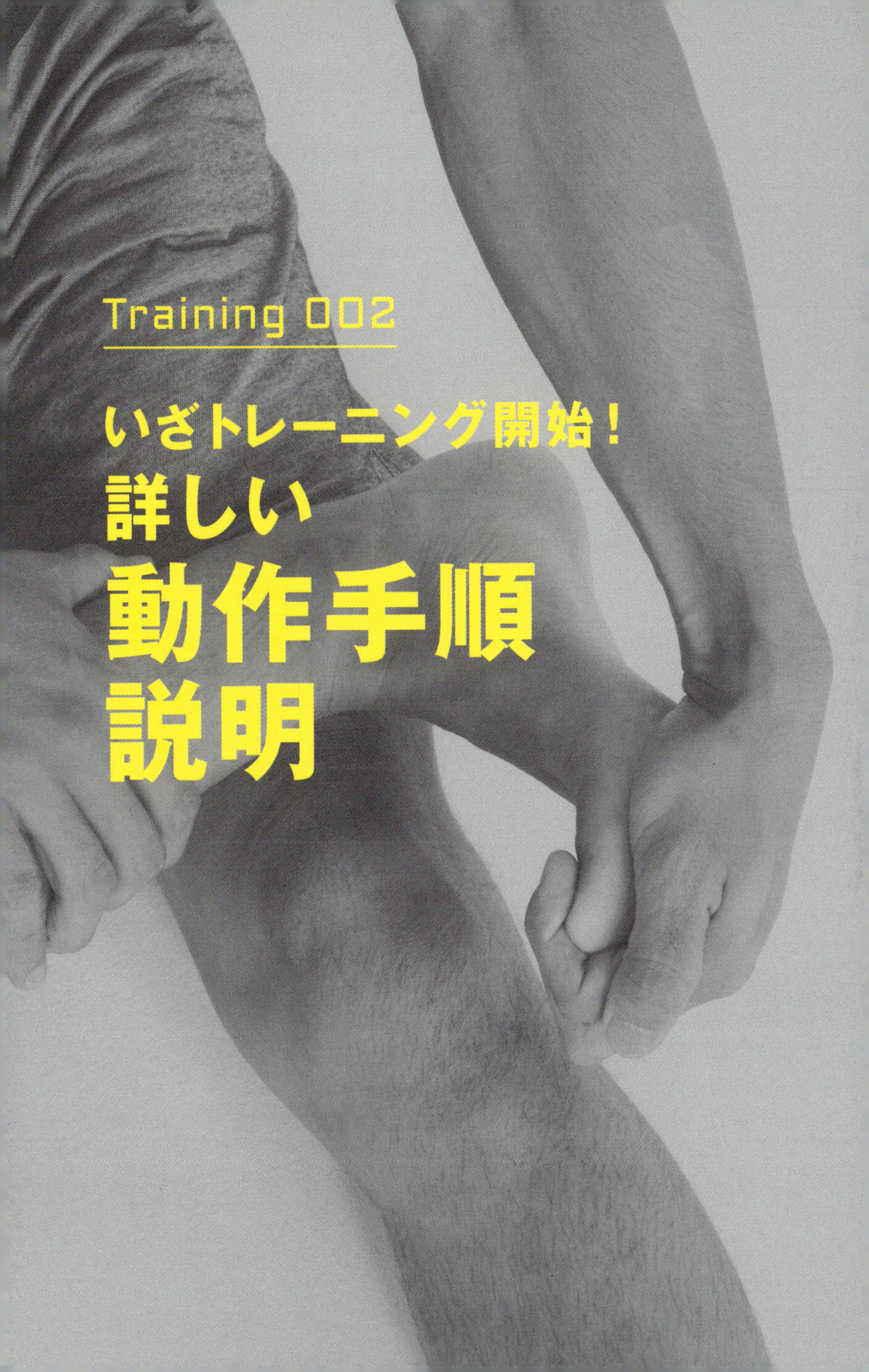

Training 002

いざトレーニング開始！

詳しい動作手順説明

1 week

Training 01

首こり解消ストレッチ

およそスイカ4個分もの重量を支えているとされる首まわりの筋肉。ただでさえしんどいのに、近頃はPC・スマホの閲覧でますます負担が……。首筋をほぐしつつ肩甲骨を寄せるこの動きで、本来の可動域を取り戻そう。

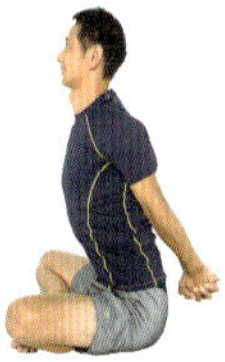

OK

姿勢を正し、
肩甲骨が寄っている
感覚を意識

01

手を背中で組み、
胸を張って
ひじを伸ばして
肩を後ろに寄せる

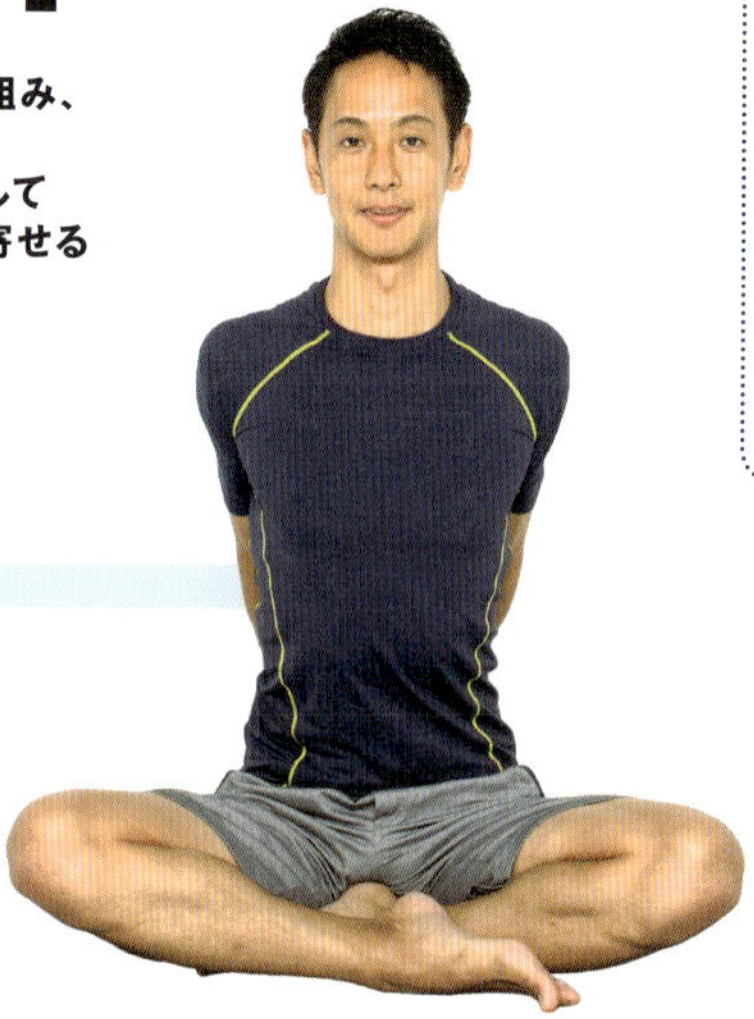

Point

あぐらでも
立ったままでもOK

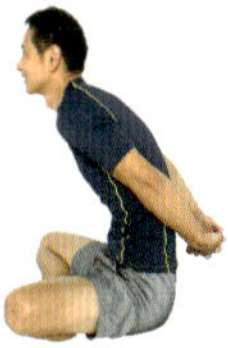

NG

ひじや肩が緩んでしまうと首のストレッチが緩んでしまうので、しっかり締めるようにする

02

一度息を吸って、吐きながら首を右に傾け10秒キープ（反対も同様に）

Point

反対の肩が上がらないように気をつけよう

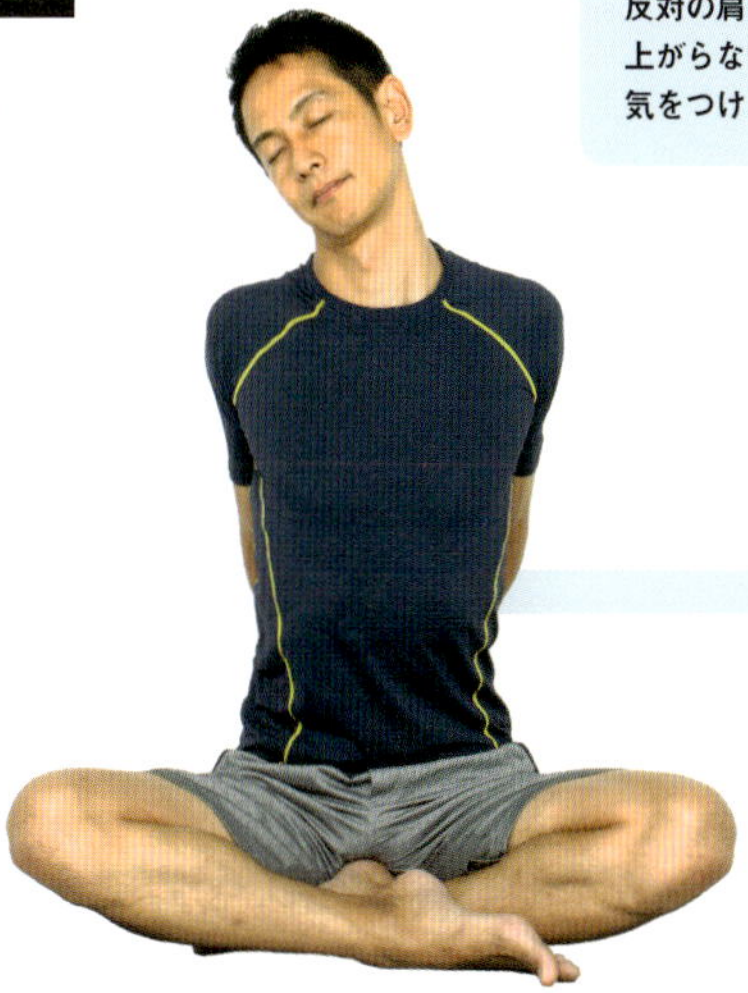

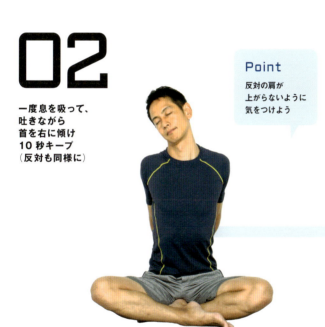

1 week

Training 02

猫のびストレッチ

背骨を伸ばすストレッチ。猫が伸びをするようにぐーんと背中を反らせば、デスクワークでカチコチになった上半身が気持ちよくほぐれる。最初はうまく反れなくてもトライあるのみ。慣れてくれば極上の気持ち良さが待っている。

01

四つん這いになる

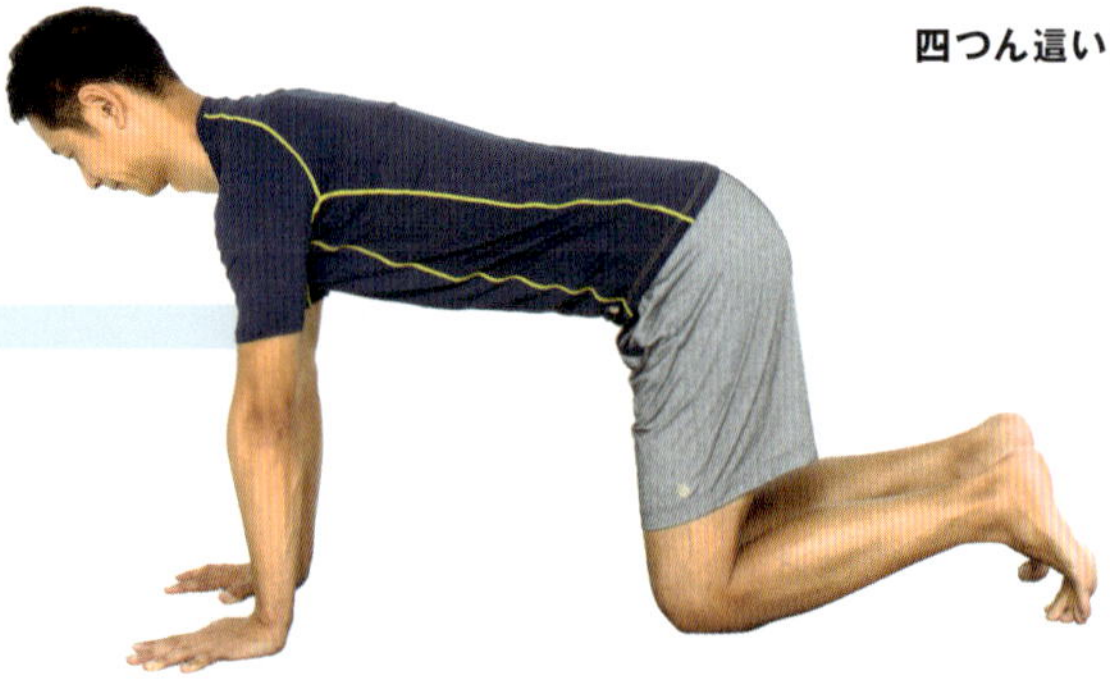

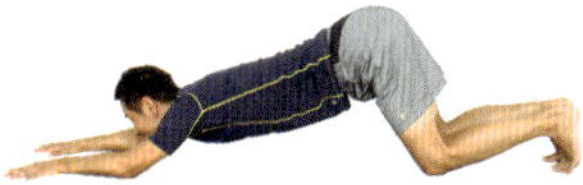

NG

お尻はひざの真上に来るように。前に倒れてしまうと肝心の背骨が伸びず、かえってつらい体勢になってしまう

02

両手を50センチほど前に出し、お尻を後ろに突き出しながら両脇を床に近づけていく（この状態で10秒キープ）

Point

肩周りが突っ張る場合は腕を曲げ、ひじを立ててもよい

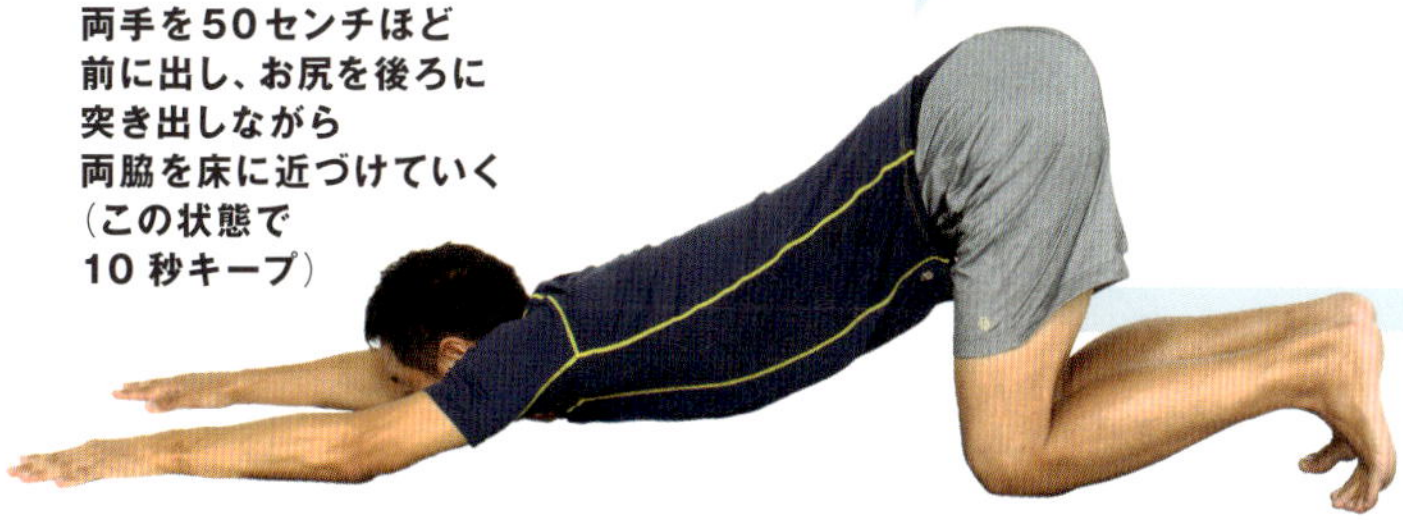

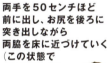

Point

あごは床につける（難しければおでこでもOK）

1
week

Training 03

寸止め筋トレ

鍛えるのは、脊柱起立筋、つまり背骨の周りの筋肉。正しい姿勢、よき姿勢には欠かせない重要ポイントだ。足を上げた状態からゆっくりと下ろしていき、床スレスレのところでストップ。動きは単純だが、地味にキツイ……！

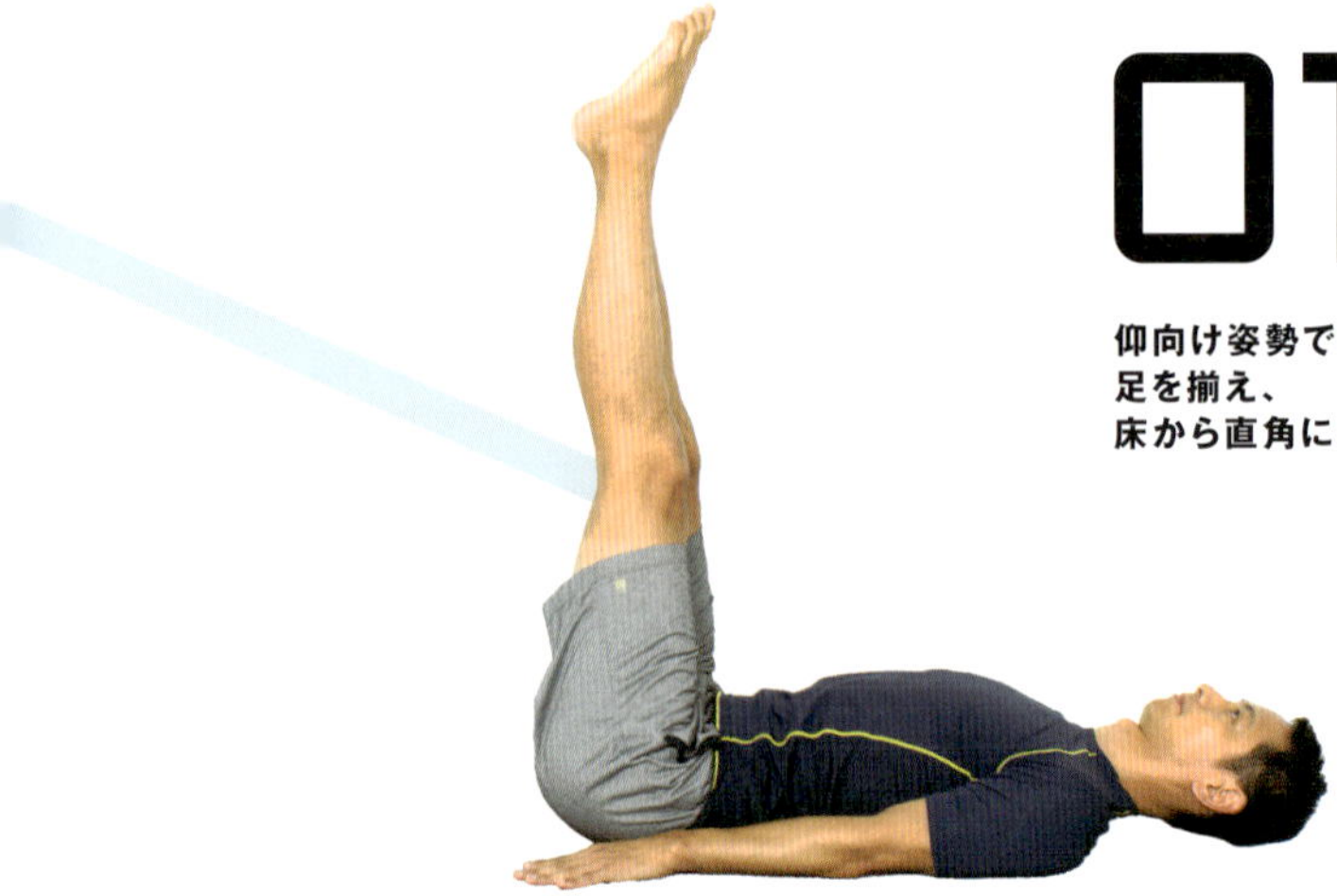

01

仰向け姿勢で
足を揃え、
床から直角に上げる

Point

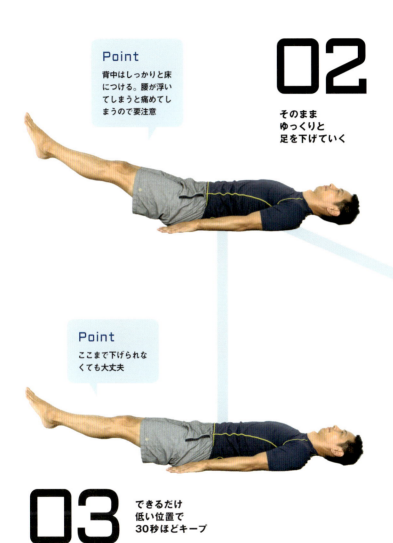

背中はしっかりと床につける。腰が浮いてしまうと痛めてしまうので要注意

02

そのまま
ゆっくりと
足を下げていく

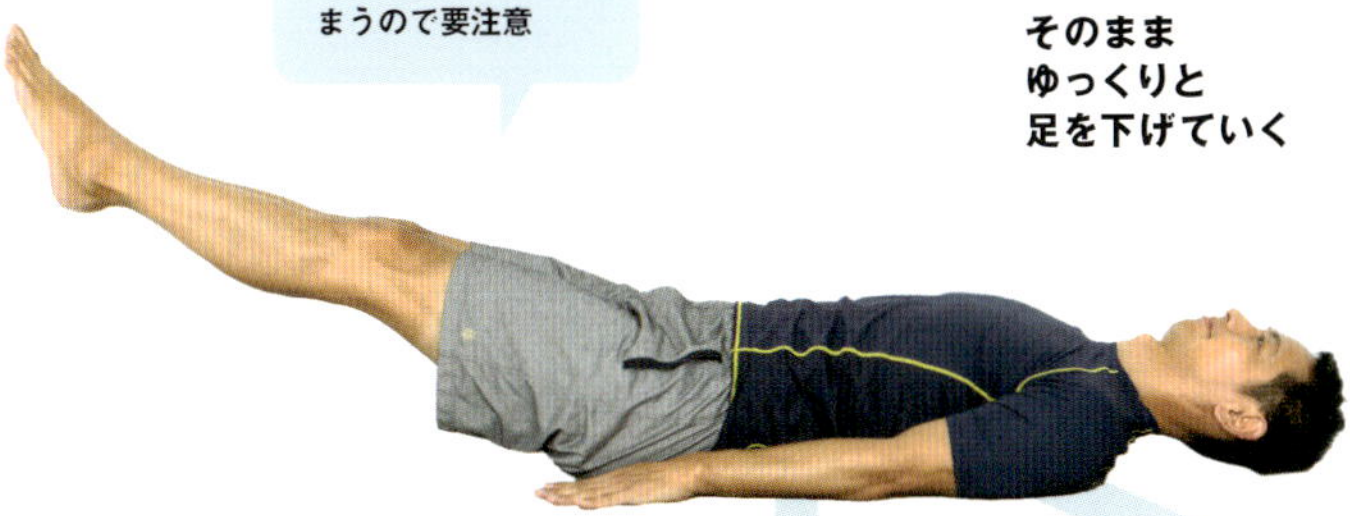

Point

ここまで下げられなくても大丈夫

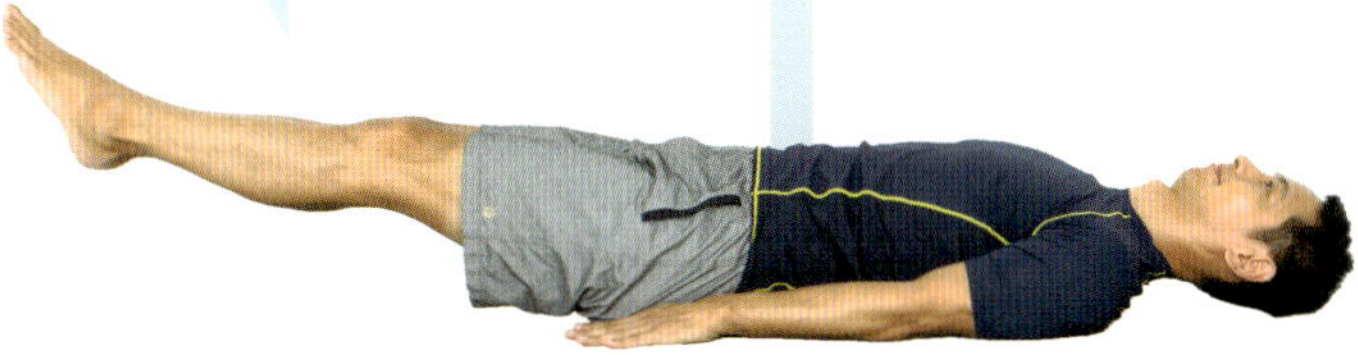

03

できるだけ
低い位置で
30秒ほどキープ

1 week

Training 04

肩揺らしストレッチ

肩と脇まわりを重点的にほぐすことを目的としたエクササイズ。単に、手を後ろで組んで伸ばすだけでも効果はあるが、ここではさらに一工夫。「手のひらのかえし」と「揺らし」で、驚くほどよ〜くほぐれる。

Point

簡単にかえせてしまったら、方向を間違えているかも（正しく行い、肩甲骨が寄るのを感じよう）

01

背中の後ろで
両手を組んだ状態で、
手のひらを
外側にかえす

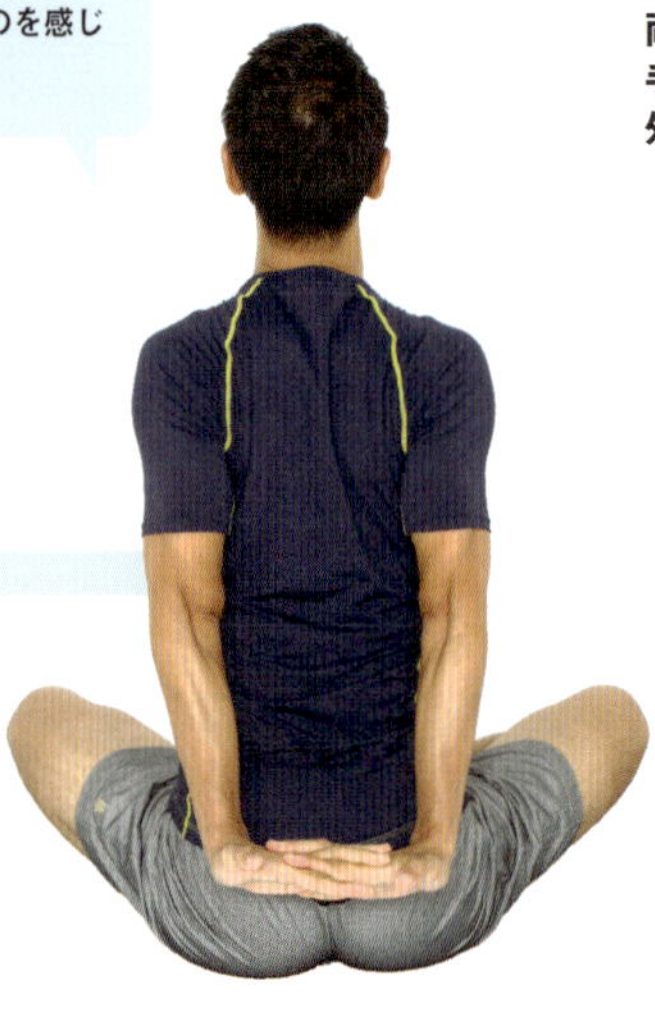

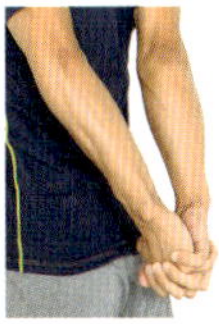

しっかりと組んだ状態から……

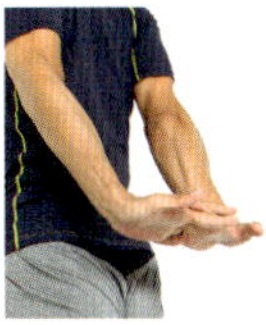

親指を下から外側にくるっと向ける（逆かえしでは肩甲骨の寄りと胸の開きが十分に得られないので注意）

02

そのまま両腕を左右に振る（30秒ほど振ったらゆっくりと手と腕をほどく）

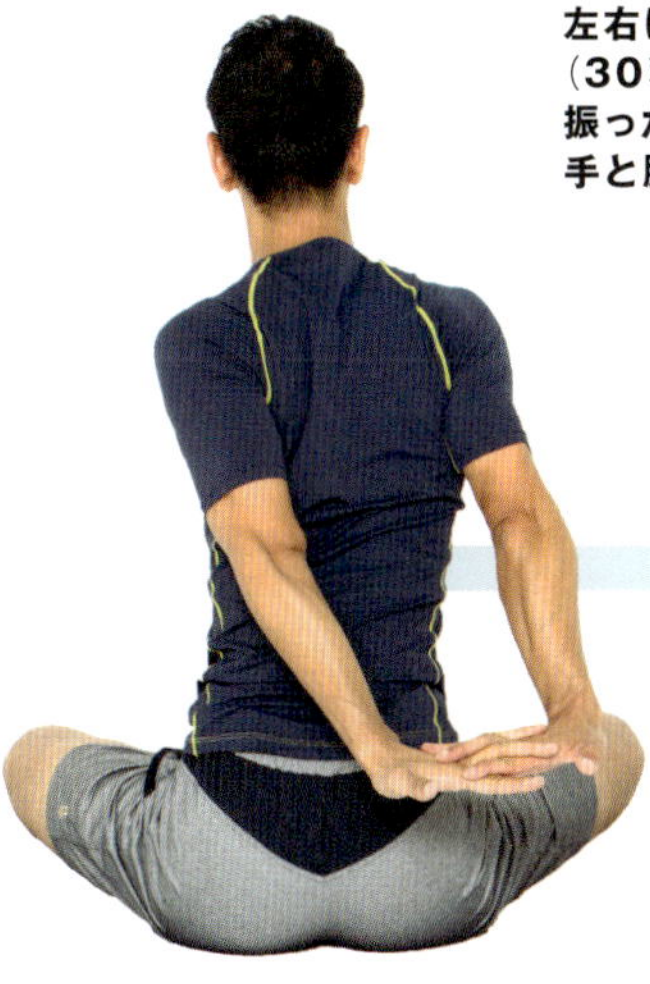

1 week

Training 05

椅子反り

PC・スマホ操作に慣れきった毎日は、思い返せば背中を丸める動作の連続。意識的に反りの動きを取り入れて、進む猫背に歯止めをかけよう。椅子さえあればどこでもできるので、オフィスでリフレッシュしたいときにもおすすめ。

01

椅子に座り、
姿勢を正す

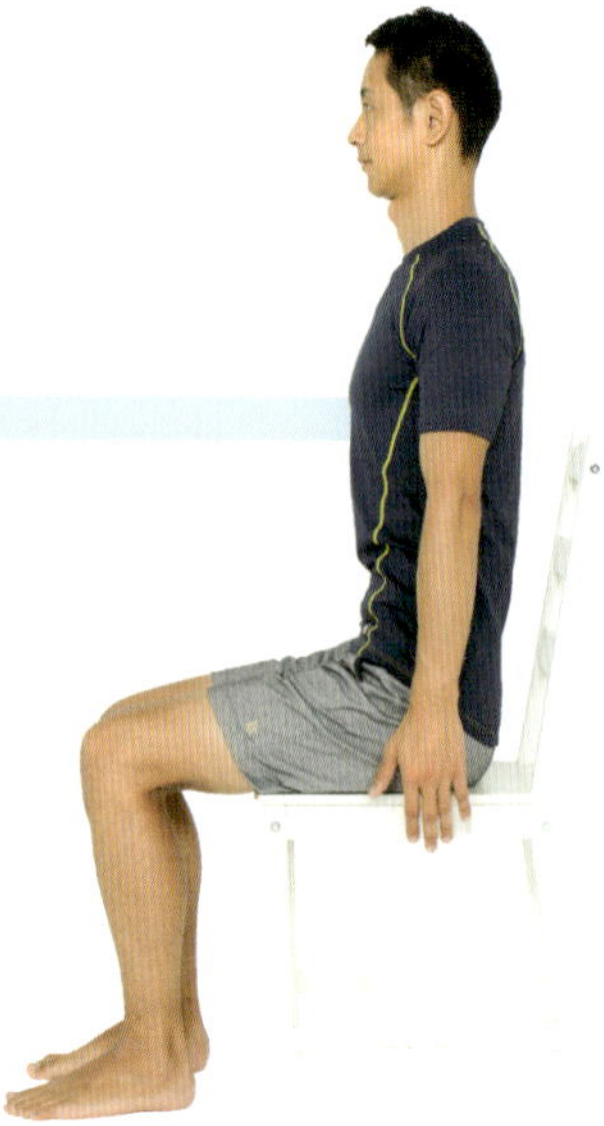

Point

指先は揃える

02

**息を吸いながら、
まっすぐ上に
両腕を引き上げる**

Point

無理に腰を反らせようとしないこと（お腹と腰を上に伸ばすイメージ）

03

**息を吐きながら、
ゆっくりと
後ろに反っていく
（15 秒キープ）**

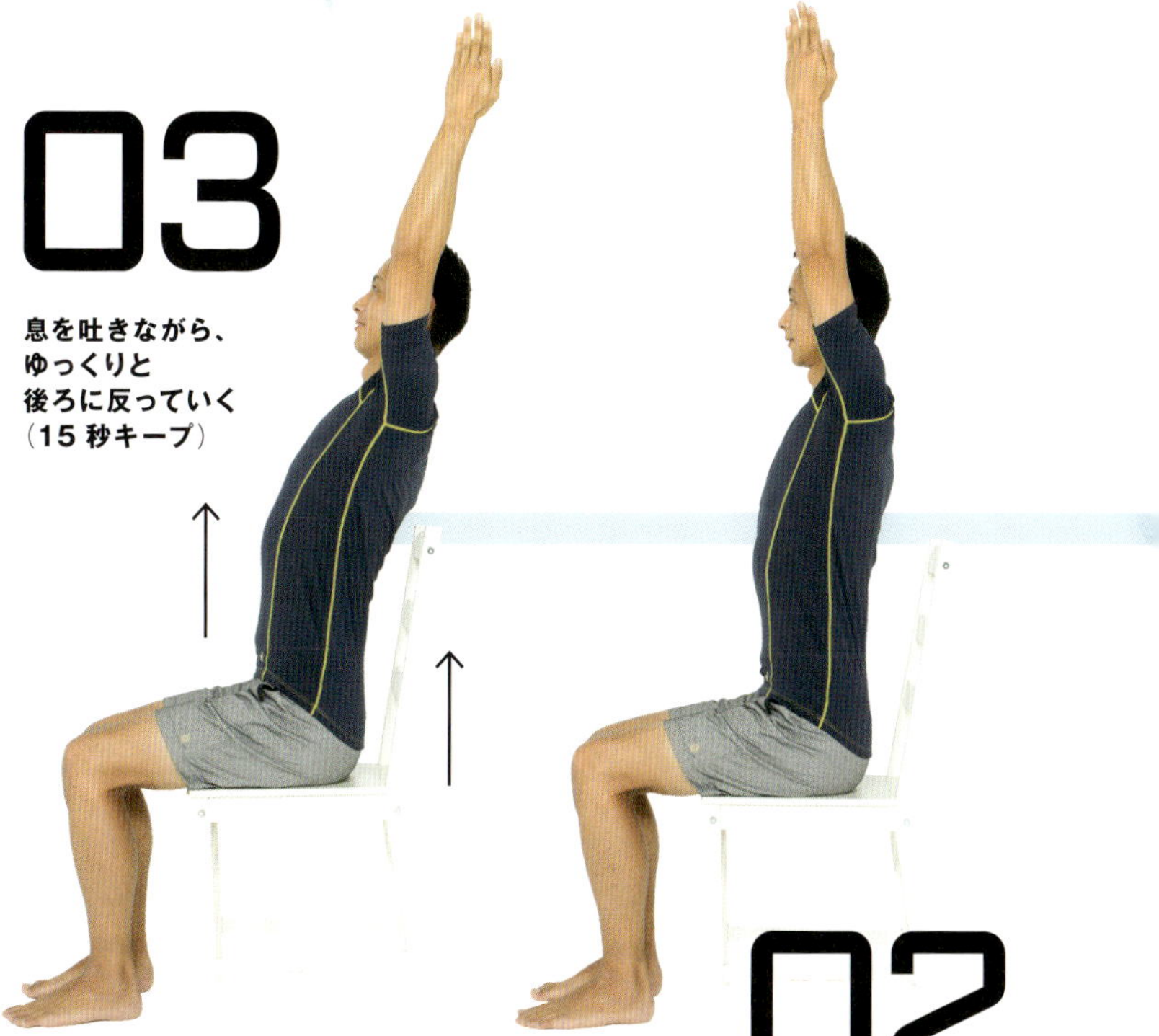

COLUMN

01

[Basic skill 01]

座り方改善

4週間の姿勢矯正プログラムと並行して行ってほしいのが、座り方の見直しと改善。なぜなら、いくら真面目にプログラムを実践しても、デスクワーク中の姿勢が悪ければ、せっかくの効果が半減してしまうからだ。さらに座り方を変えるだけで疲れにくく太りにくい、そして集中力も上がると来た。この機会に自分の座り方を点検してみよう。

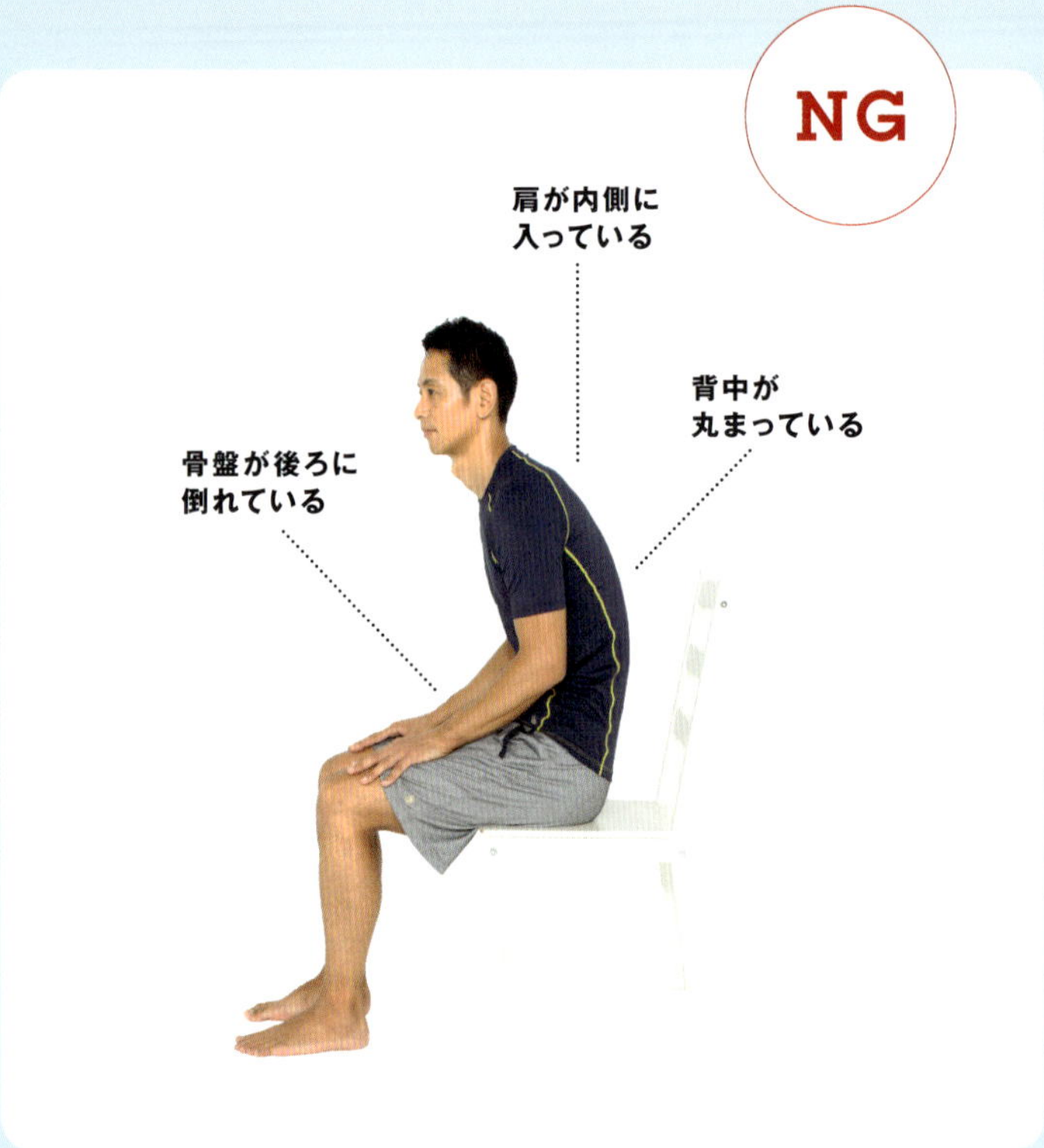
NG
肩が内側に
入っている
背中が
丸まっている
骨盤が後ろに
倒れている

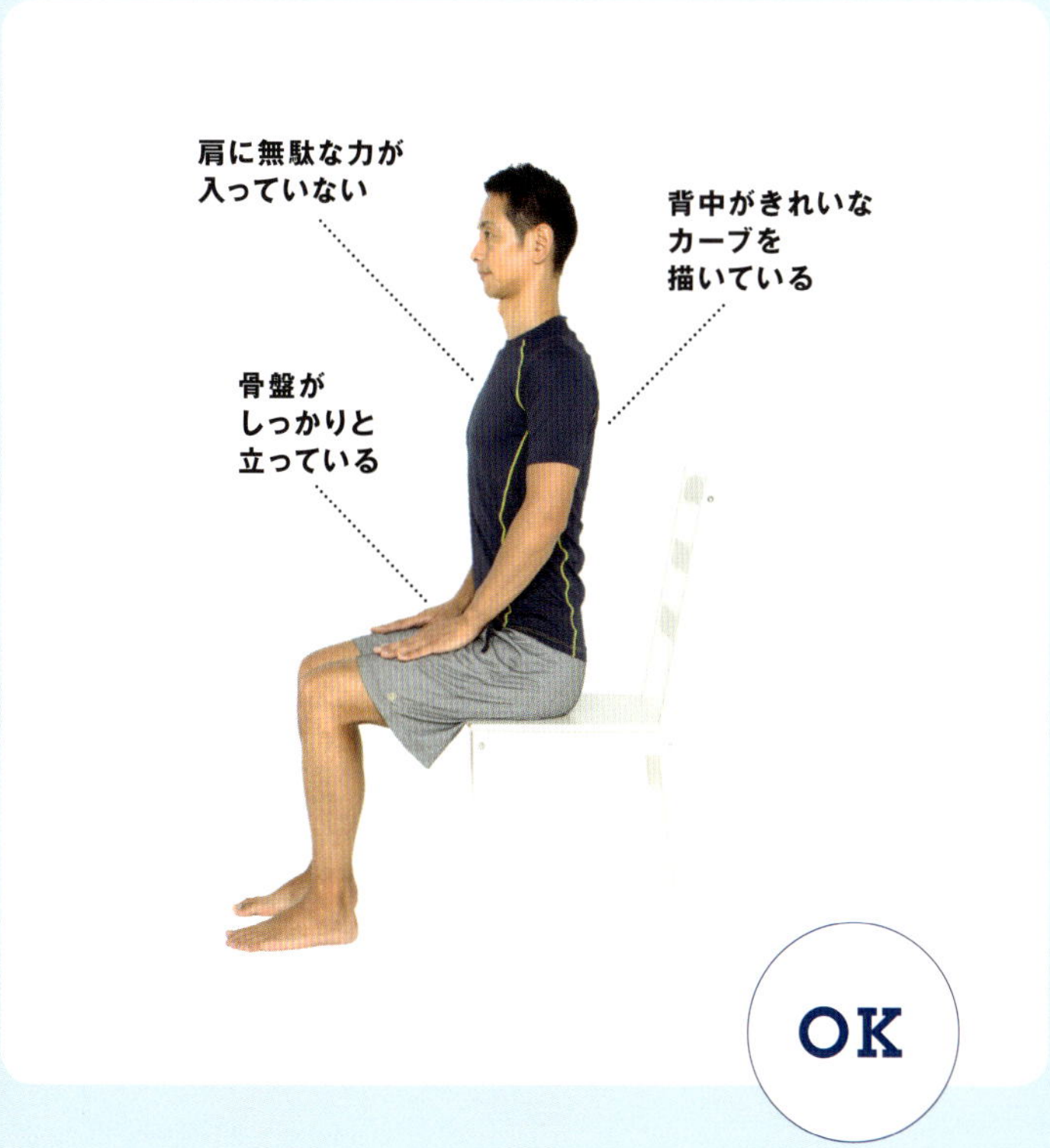
肩に無駄な力が
入っていない
背中がきれいな
カーブを
描いている
骨盤が
しっかりと
立っている
OK

OTHER POINTS

- 骨盤を立てる意識で座る
- 座る面が平らな椅子を選ぶ
- 身体が硬い人は敷物でお尻の位置を上げる
- PC画面は目線の位置に

Training 01

2 week

四手ストレッチ

胸を反りながら、手の向きを変えながら肩甲骨を開いていく。手の向きだけで感覚は微妙に異なってくる。その違いを意識して捉えながら、肩周りの可動域を徐々に広げていこう。

01

ひざを曲げて座り、両手を後ろにつく

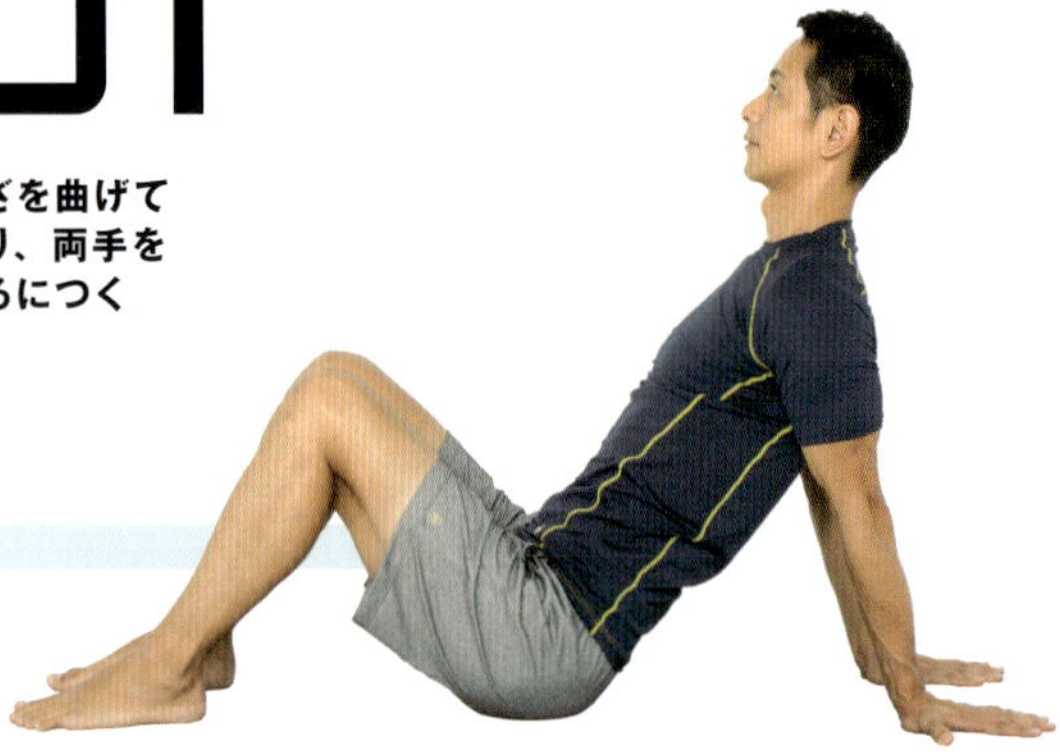

Point

指先は自分の体の真後ろに向ける

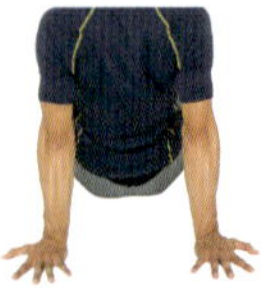

［ 手の向き ］

両外側→自分側→内側の順で手の向きを変える（手の向きを変えるときにはいったん息を吸ってひじを伸ばしてから。）

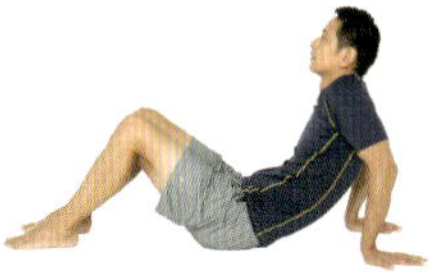

NG

首がすくまないよう、できるだけ肩を下げて肘を曲げるようにする

02

息を吸って一度体を伸ばしてから、吐きながら真後ろに体を倒していく（5 秒ほどキープし、以降、手の向きを変えて都度この動作を行う）

Point

肩まわり、二の腕が伸びる感覚、肩甲骨まわりが動く感覚を味わう

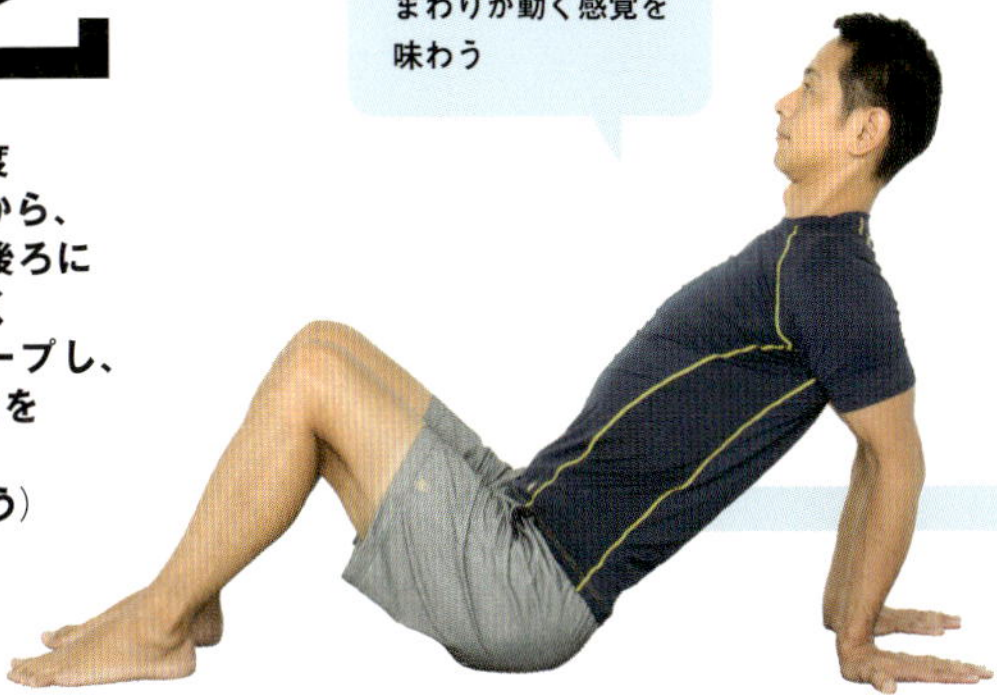

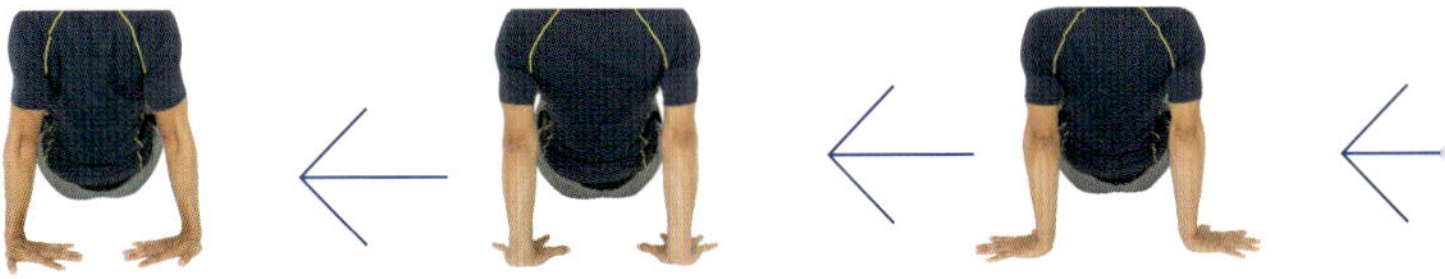

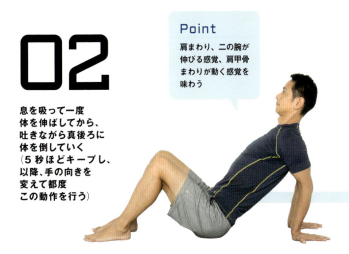

2
week

Training 02

手足同時伸ばし

ここでもポイントは肩甲骨。足で手を押し、手で足を押し……という動作を交互に行うことで、肩甲骨が開いたり、逆に内側に寄ったりする。重要なのは、とくに後者の「寄る」感覚。これをやると、普段いかに肩甲骨を動かしていないかを実感する。

Point
指先を交差してしっかり足の裏を持つ

Point
スネと床が平行になるように

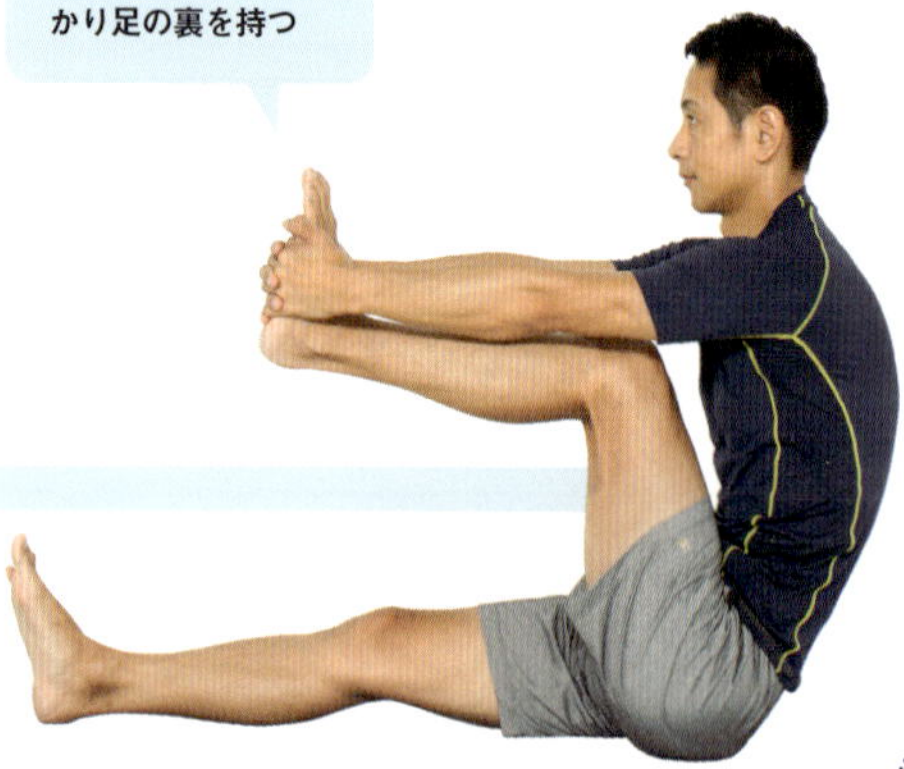

01 息を吐きながら、自分の手を足で押して伸ばしていく（5 秒くらいかけて）

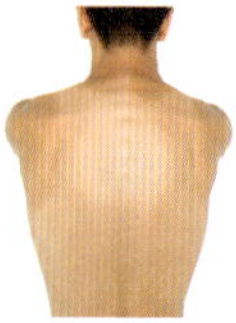

［ 肩甲骨の動き ］
肩甲骨がぐーっと両側に広がっていく感覚

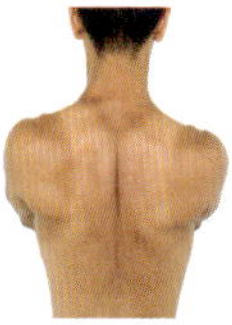

［ 肩甲骨の動き ］

肩甲骨がぐっと内側に
寄っていく感覚

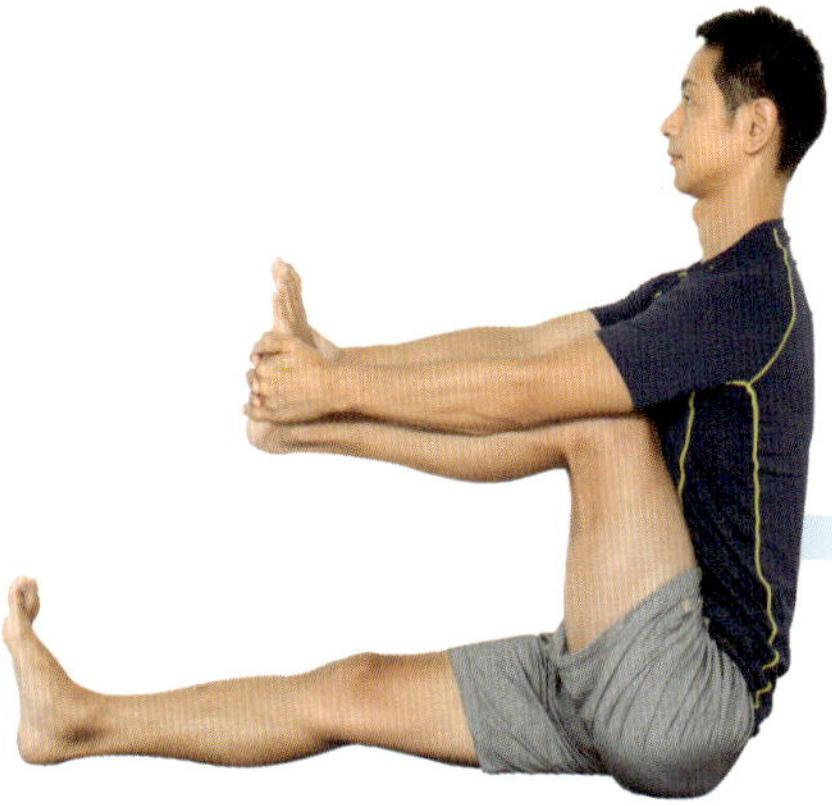

02

息を吸いながら、
01と同じく5秒かけて
手のひらで自分の足を
ぐっと引き寄せる
（反対の足も同様に）

2
week

Training 03

クロス腹筋

第1週で行った3つ目のトレーニング「寸止め筋トレ」にひねりを加え、さらに脊柱起立筋への負荷をかけていく。もし物足りないと感じたら、寸止め筋トレとクロス腹筋を2つを続けてやってみるべし。

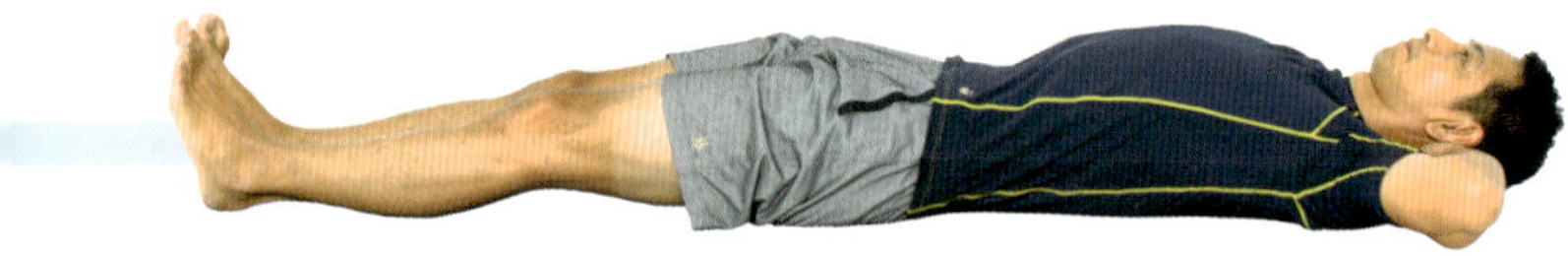

01

仰向けになり、
手を頭の
後ろに添える

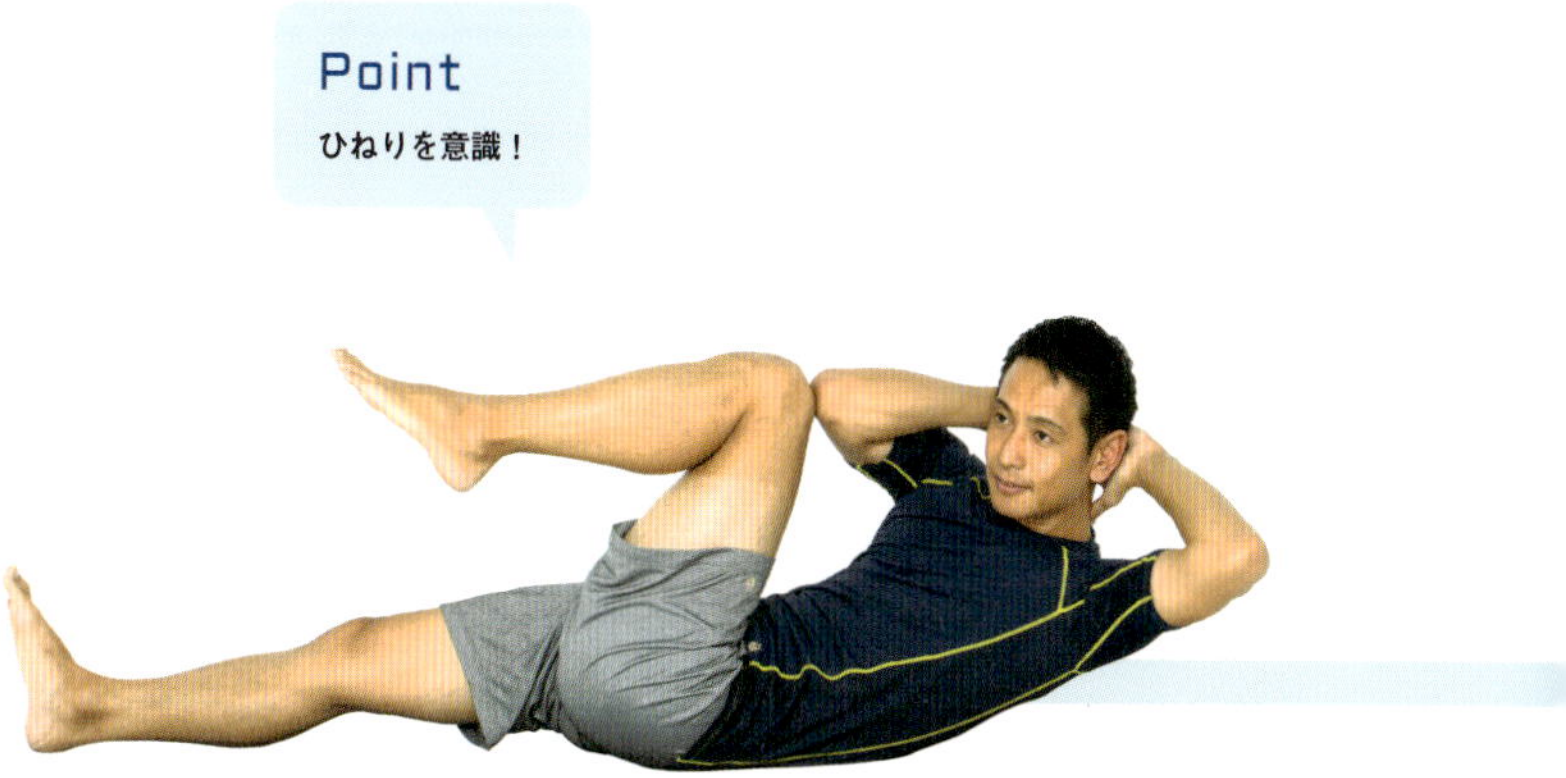

02

ひねりながら
上体を起こし、
ひじを反対のひざに
タッチする
（左右 10 回ずつ）

2
week

Training 04

直角トレーニング

これも、脊柱起立筋に刺激を与えるトレーニング。背骨をまっすぐ伸ばしたまま体を直角に曲げることでかなりの重力がかかるため、効果的に負荷をかけることができる。速くやると効果が半減してしまうので、じっくり耐えることが大切。

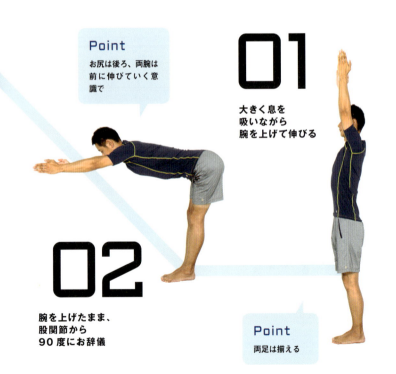

Point
お尻は後ろ、両腕は前に伸びていく意識で

01

大きく息を吸いながら腕を上げて伸びる

02

腕を上げたまま、股関節から90度にお辞儀

Point
両足は揃える

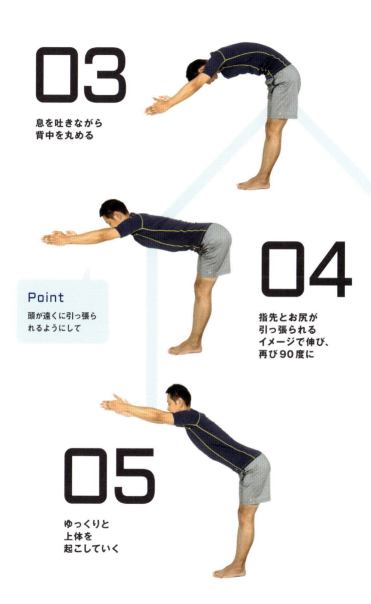

03

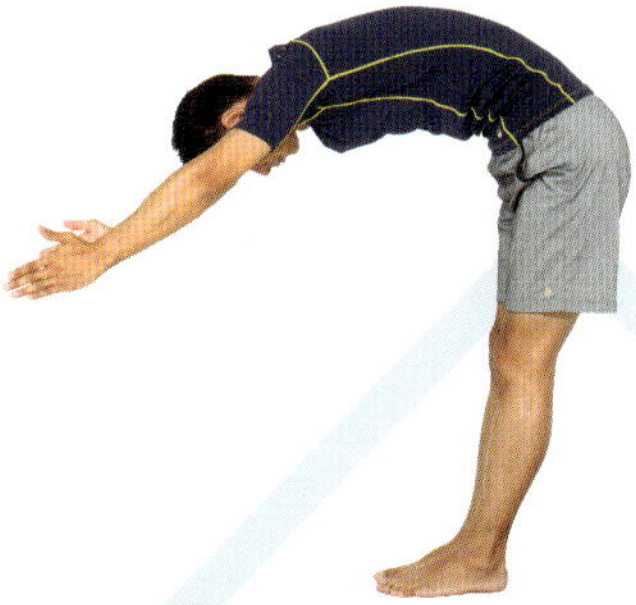

息を吐きながら
背中を丸める

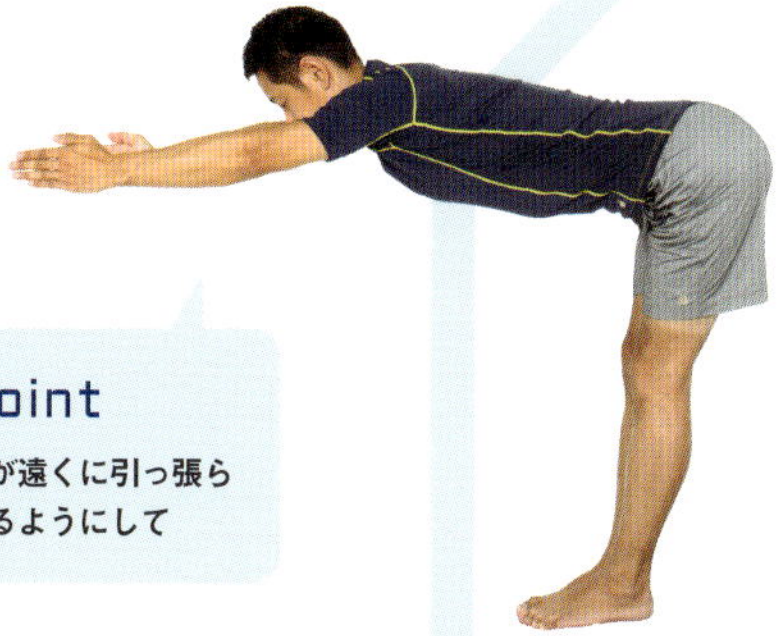

Point

頭が遠くに引っ張られるようにして

04

指先とお尻が
引っ張られる
イメージで伸び、
再び90度に

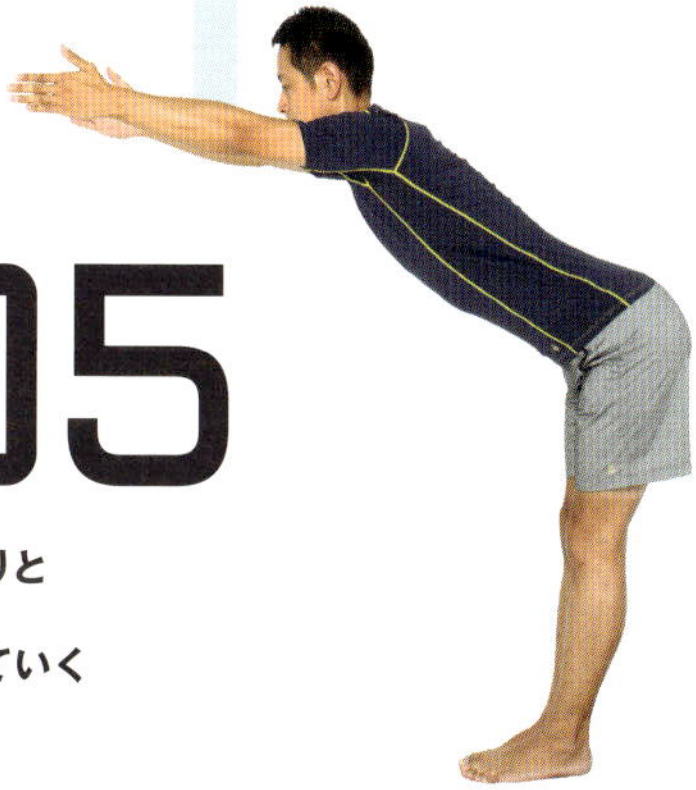

05

ゆっくりと
上体を
起こしていく

2 week

Training 05

椅子前屈

椅子を使った簡単ストレッチ。やり方は、片足をもう片足にひっかけて前屈するだけ。股関節を開き、お尻から太ももの裏にかけての筋肉を気持ちよく伸ばすことができる。家で、オフィスで、どんどん実践しよう。

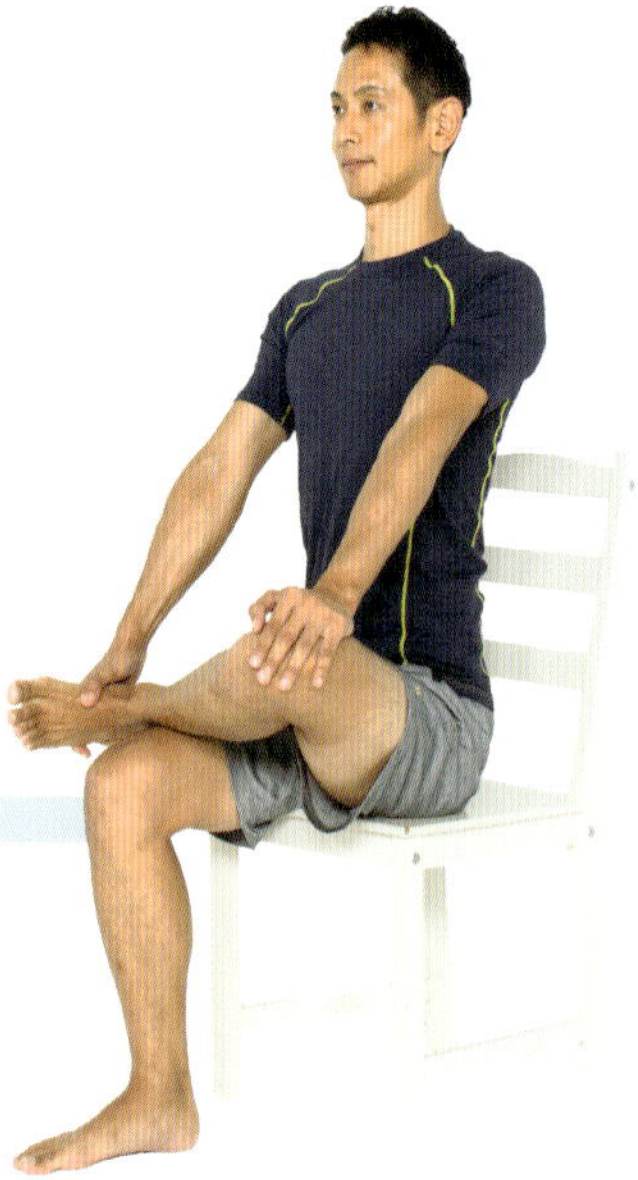

Point
足は腰幅に開き、浅く座る

01

膝にもう片方のかかとをかけ、それぞれ軽く手で抑える

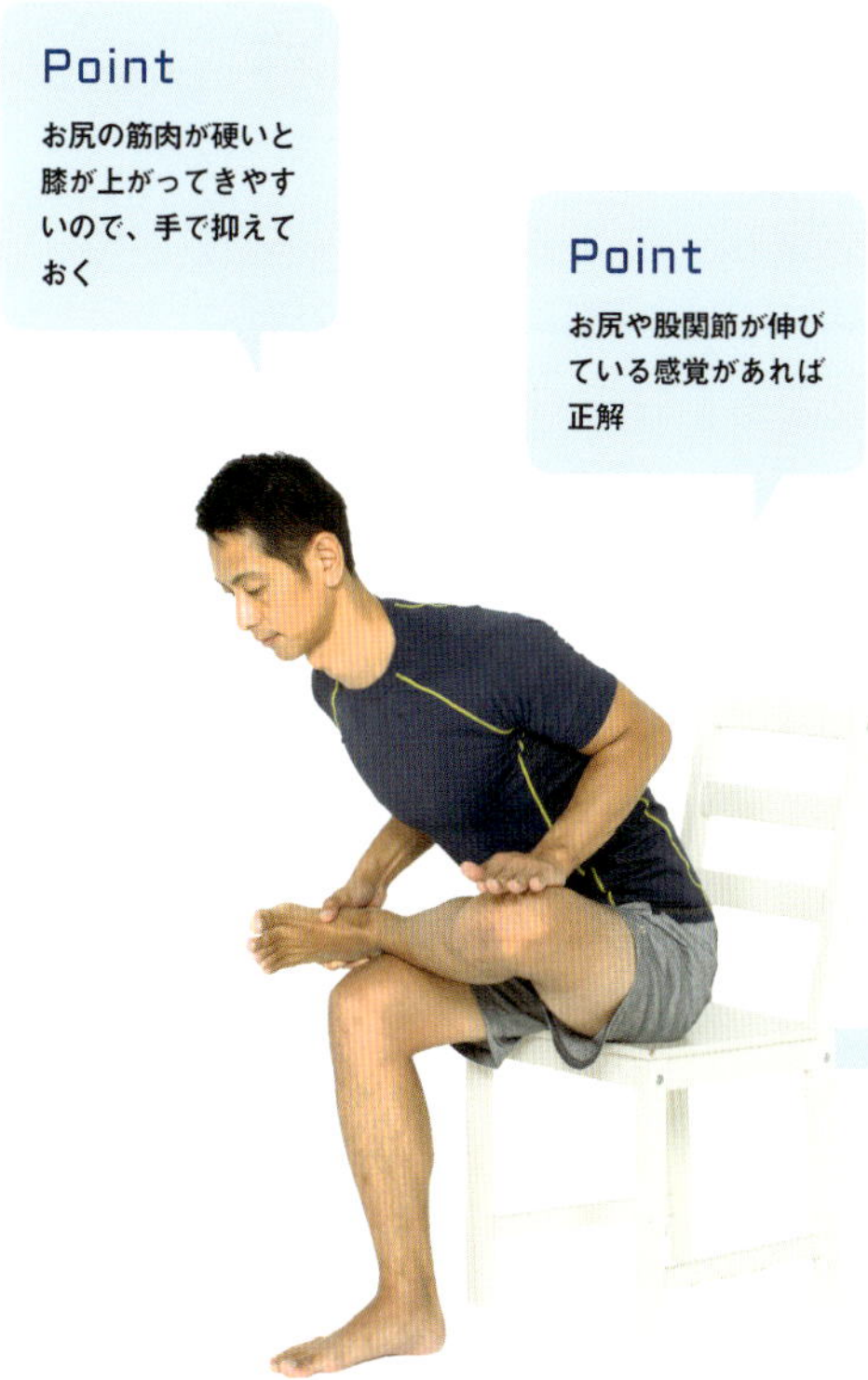
Point
お尻の筋肉が硬いと
膝が上がってきやす
いので、手で抑えて
おく
Point
お尻や股関節が伸び
ている感覚があれば
正解

02

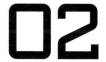

息を吐きながら
ゆっくりと
前屈していく

[Basic skill 02]

立ち方改善

4週間プログラムの効果を極限まで高めるためには、日々の体の使い方が重要になってくる。座り方同様大事になってくるのが、立ち方の改善だ。いい姿勢と悪い姿勢の分岐点は、壁を背に立った時の接着ポイント。さて、あなたは大丈夫だろうか？

NG

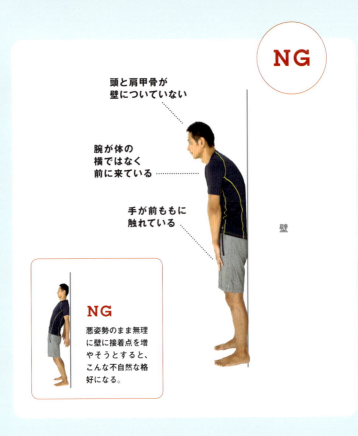

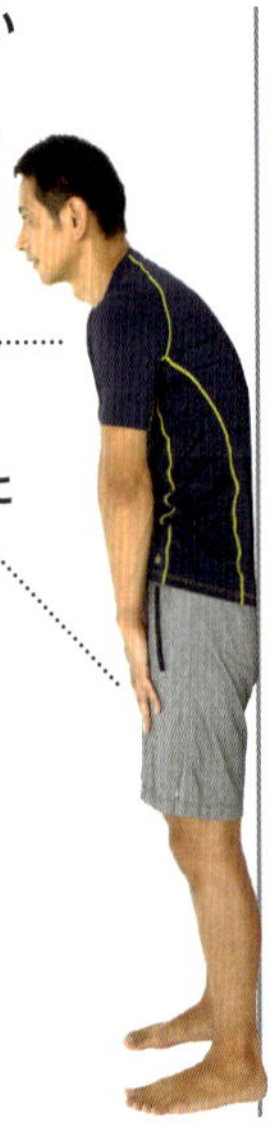
頭と肩甲骨が
壁についていない
腕が体の
横ではなく
前に来ている
手が前ももに
触れている
壁

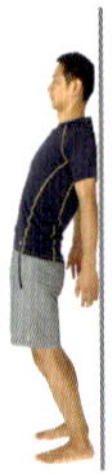

NG

悪姿勢のまま無理に壁に接着点を増やそうとすると、こんな不自然な格好になる。

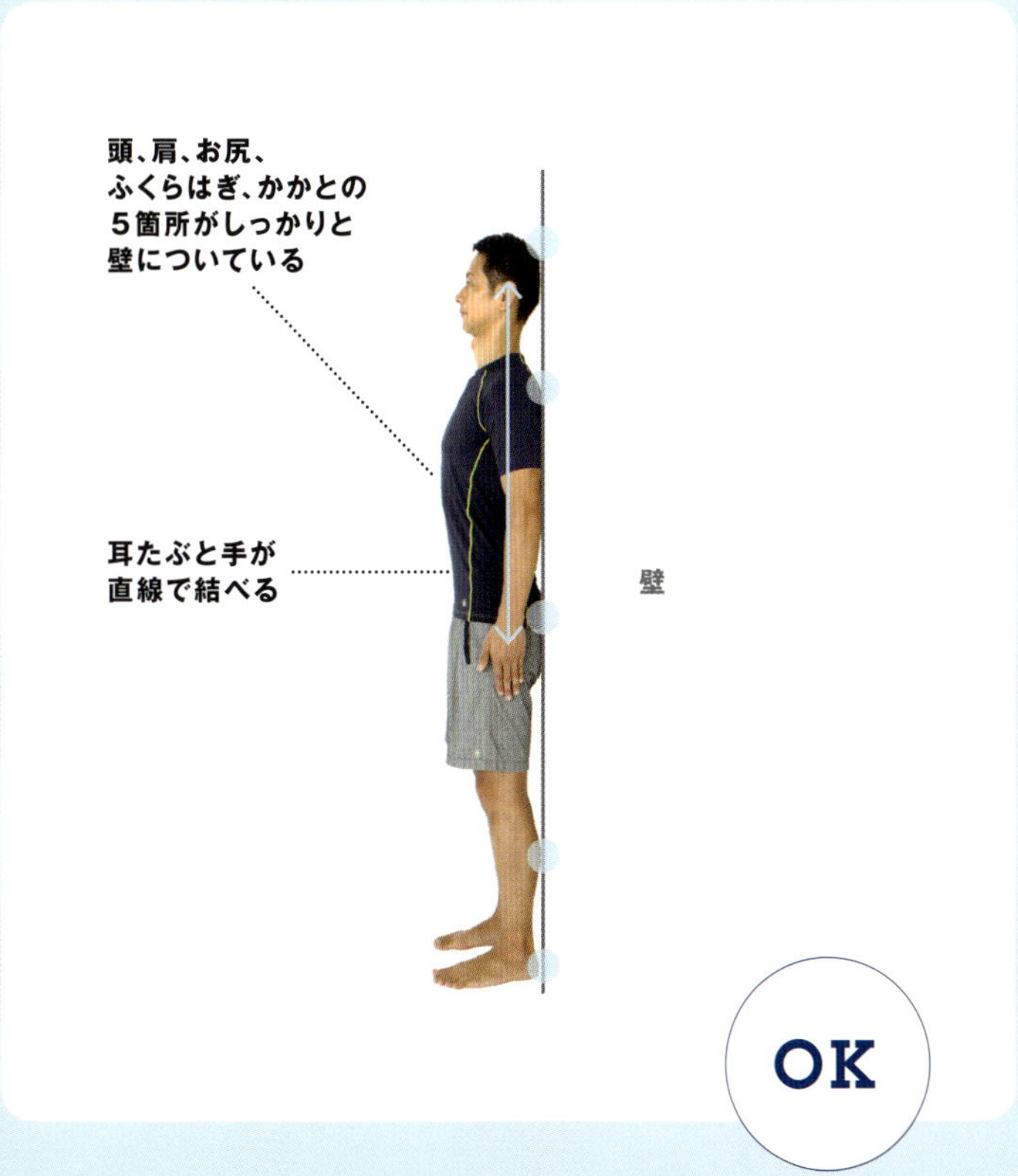
頭、肩、お尻、
ふくらはぎ、かかとの
5箇所がしっかりと
壁についている
耳たぶと手が
直線で結べる
壁
OK

OTHER POINTS

- 足で床をしっかりと踏みしめ、お腹は上にひっぱられるイメージで立つ
- 常に「背中に壁がある意識」で立ち、あごはひく
- 休めの姿勢など骨盤の向きが偏る立ち方はやめる

3 week

Training 01

手首・足首ストレッチ

手首・足首の関節がかたいままでは、ブリッジはできない。体全体を天井に向かって引き上げ、しっかりとキープするためには、これらをよくストレッチしておくことが必要がある。細部なので忘れがちだが、どうぞ抜かりなく。

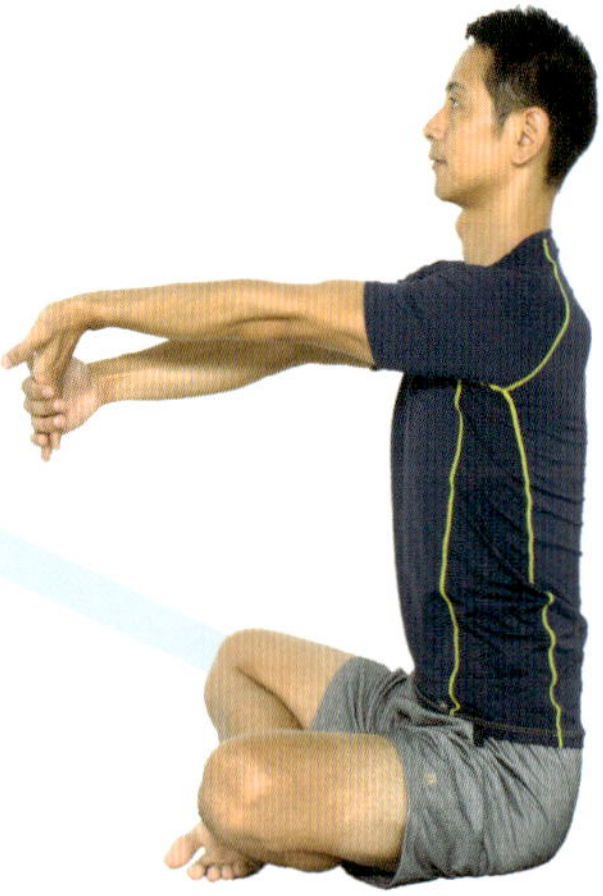

01

指先を下に向け、
もう片方の手で
伸ばす（10 秒）

Point

指の腹あたりを内側に軽く押していくイメージ

ZEROGYM
RESET YOUR BODY

疲労回復専用ジム
プログラム体験優待券

本書をお買い上げの方限定で、ZERO GYMの
プログラムをお得に体験できます！（1冊につき1回のみ）

読者特典

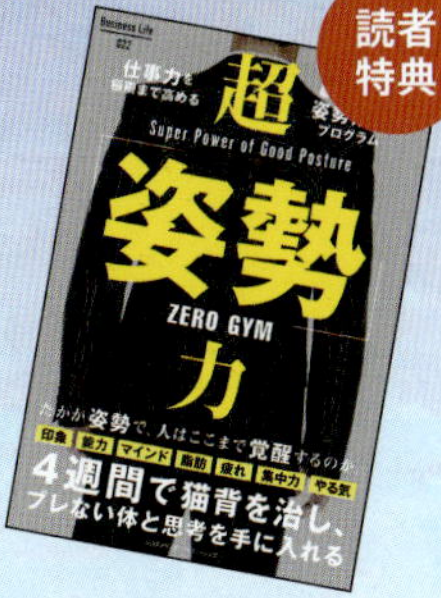

体験料 ~~¥8,000~~ **¥1,000**

さらに **手ぶらパック** プレゼント
ウェア　タオル　水 500ml

体験予約方法

ZERO GYM Webサイトから
体験予約フォームに移動し、
ご都合の良い時間を選択して、
予約登録を行ってください。
体験当日は、本チラシをご提示ください。

ZEROGYM Webサイト ▶

WHAT'S ZERO GYM?

ZERO GYMとは

現代のビジネスパーソンの頭と体の疲労を解消するために、ストレッチとマインドフルネスを組み合わせた75分間のオリジナルプログラムを開発し“最高の脱力”体験を提供する、日本初の疲労回復専用ジムです。

ZEROGYM（ゼロジム）

〒151-0051
東京都渋谷区千駄ヶ谷4-20-3
東栄神宮外苑ビル8F

TEL　03-6721-0233
MAIL　info@business-life.jp
URL　http://www.zerogym.jp

運営会社：株式会社ビジネスライフ

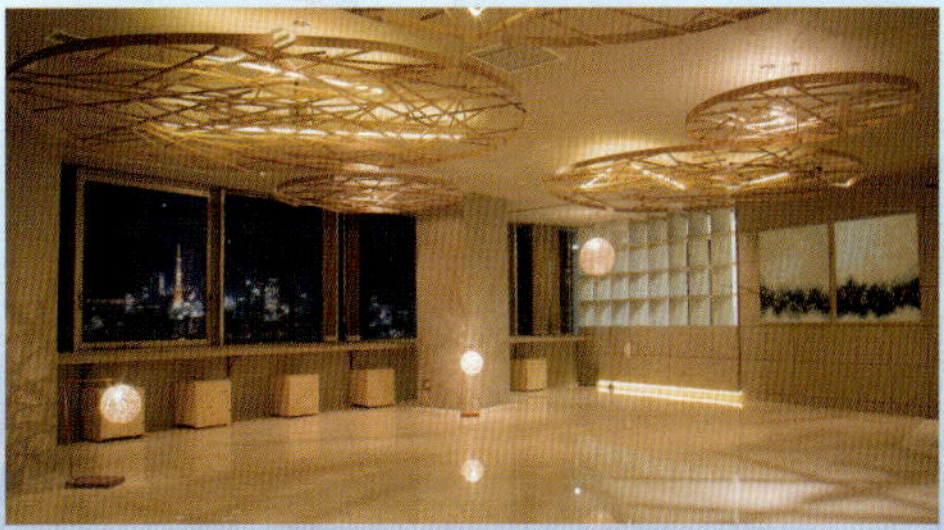

ZERO GYMでは本書で扱っている「姿勢改善」に関するプログラムも、今後提供を開始する予定です。詳細はZERO GYM Webサイトにて随時お知らせいたします。

※ジムや本書の特典に関するお問い合わせは株式会社ビジネスライフまでお願いいたします。

2017年12月31日まで有効

02

足の甲を持ち、
自分の方に
引き寄せる
（10 秒）

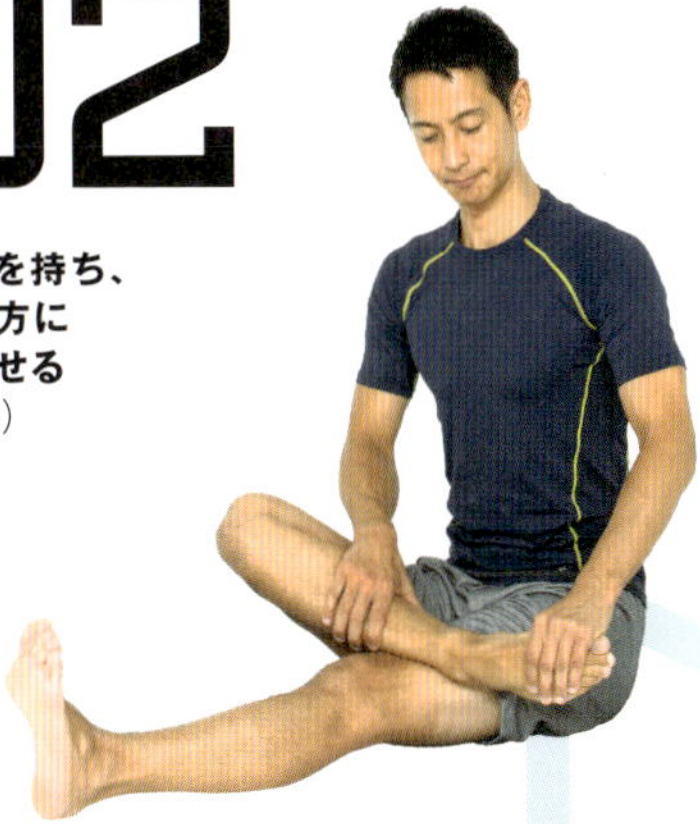

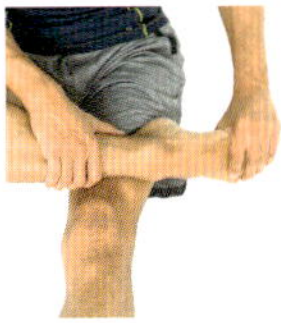

［ 足首の動き ］

足の甲から足首前が伸びていく

03

足の裏を
反対に押す
（10 秒）

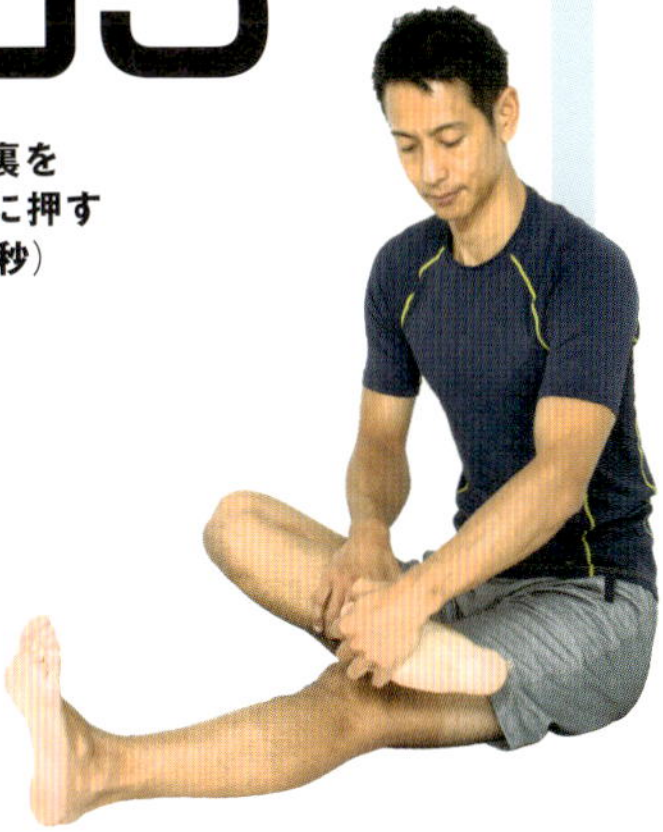

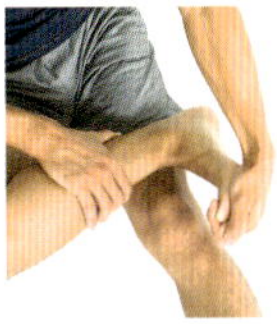

［ 足首の動き ］

足裏全体からアキレス腱がほぐれる

3 week

Training 02

片足前屈＆ひざ曲げ

この動きで、お尻からハムストリングス（太もも裏）、ひざ裏までが気持ちよくほぐれる。どれも普通に生活しているとなかなか伸ばす機会がなく、血流が滞りやすい部分なので、こうして伸ばしてあげると疲労回復にもつながる。

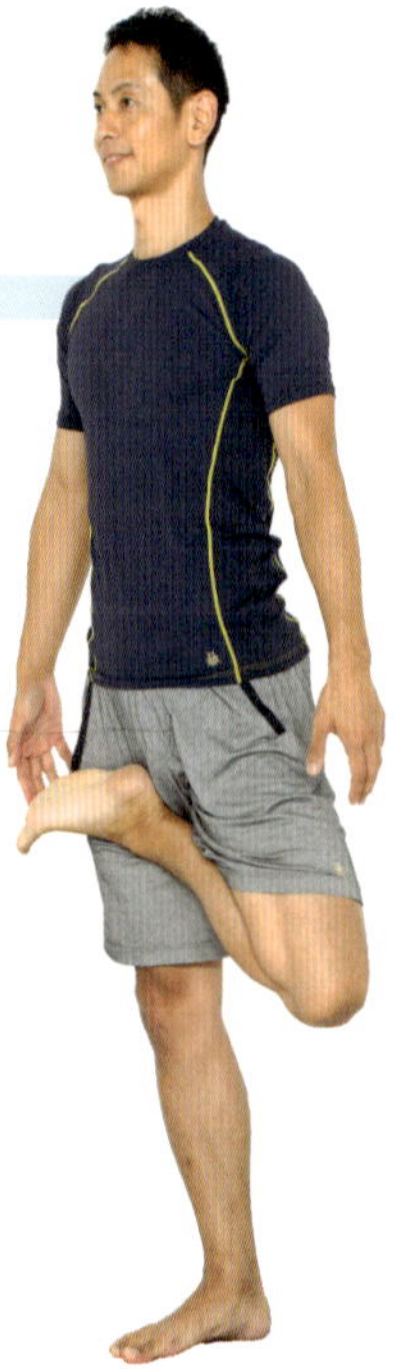

Point
足の甲を反対の足の太ももの付け根にかける

01

片足立ちで
重心を安定させる

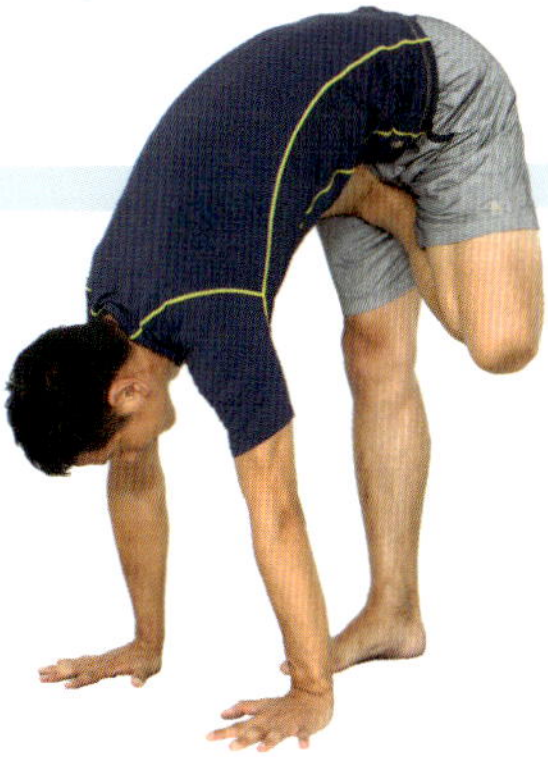

02

手を床につけ前屈。
ひざ裏ともも裏を
しっかり伸ばし、
10 秒程度キープ

Point

手が床につくまでは
ひざを曲げておく
（ひざを伸ばしたまま
前屈すると膝裏を痛
める可能性がある）

Point

重心がぶれないよう
しっかりと足の踏み
しめを意識

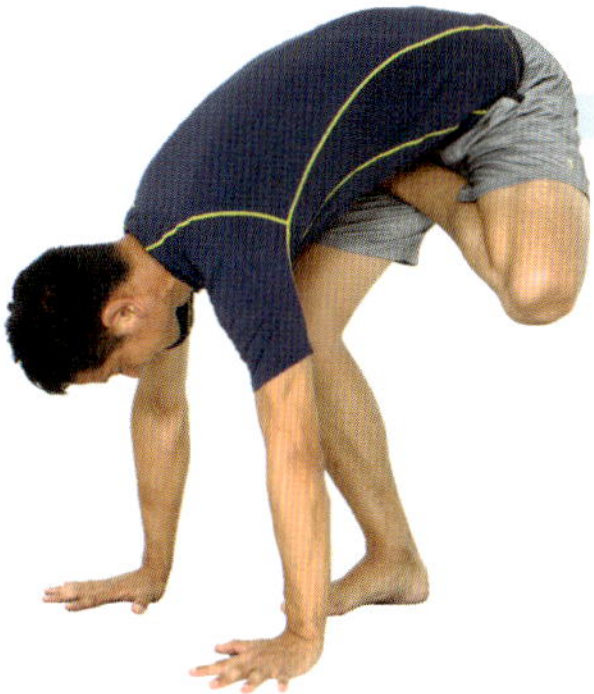

03

息を吐きながら
ひざの
曲げ伸ばしする
（10 回程度）

Point

頭は下げたまま下腹
を引き上げるイメージ

3 week

Training 03

片足上げヒップアップ

ブリッジはもちろん、きれいな姿勢をつくるために必要な「両足の踏みしめ」を強化するトレーニング。片足に重心を乗せて踏ん張る感覚を噛み締めながら、必要な筋肉を鍛えていく。単純にお尻の筋肉も鍛えられるので、ヒップアップ効果も期待できる。

Point

手は床につき、かけている方の足は外側にしっかりと開く

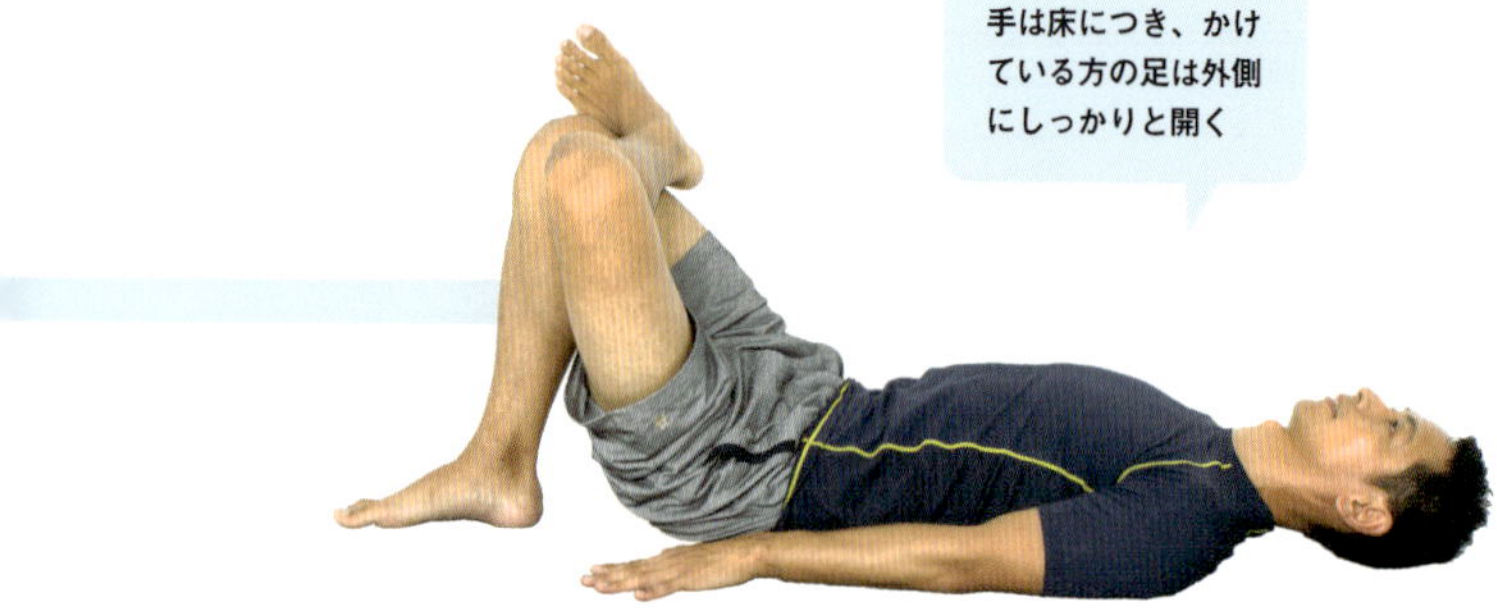

01

仰向けになり、
左右どちらかのかかとを
反対のひざにかける

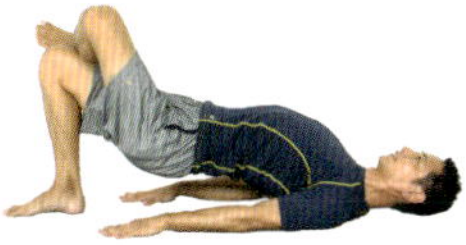

NG

こんなポーズはNG！ 背中を無理に反ろうとするあまり、お尻が低く落ちてしまっている。

Point

立っている足の踏みしめを意識しながら、お尻を突き上げるイメージ

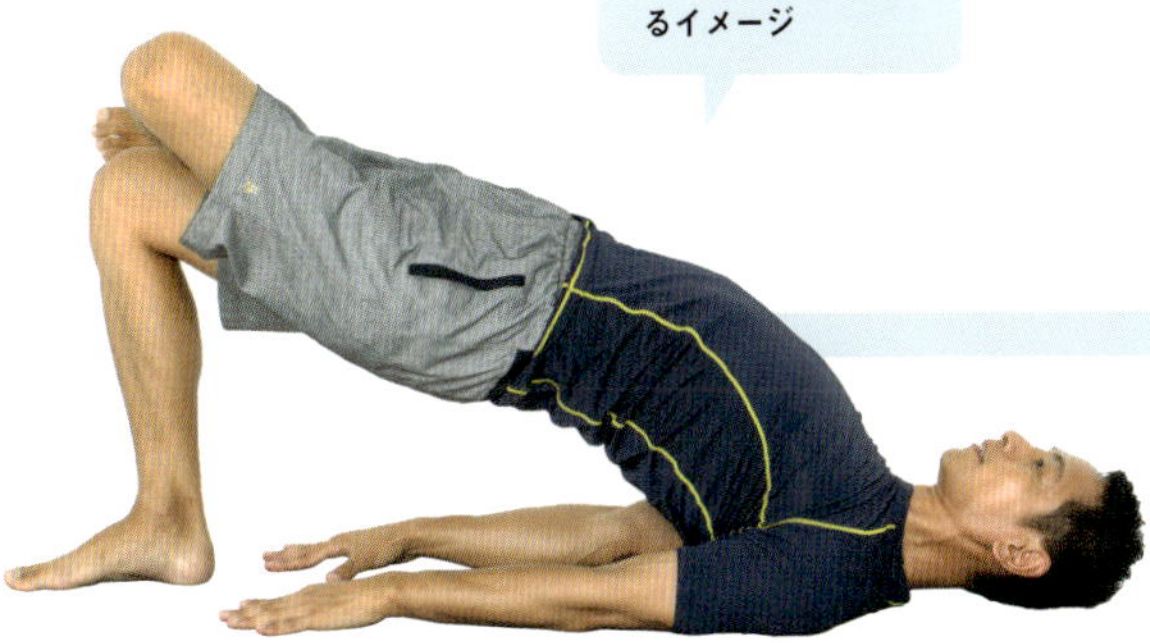

02

一度しっかり息を吐き、吸いながらお尻を持ち上げていく（この状態で10秒キープ）

3 week

Training 04

ペットボトル挟み

ダンベルなんて使わなくていい。椅子と、いつも飲んでるペットボトル入りの水やジュースがあれば、そこは立派なトレーニング空間になる。というと大げさだが、これも立派なトレーニング。内ももの締めを意識することで腸腰筋を鍛え、悪姿勢やぽっこりお腹とおさらば！

01

ペットボトルを挟んで座る

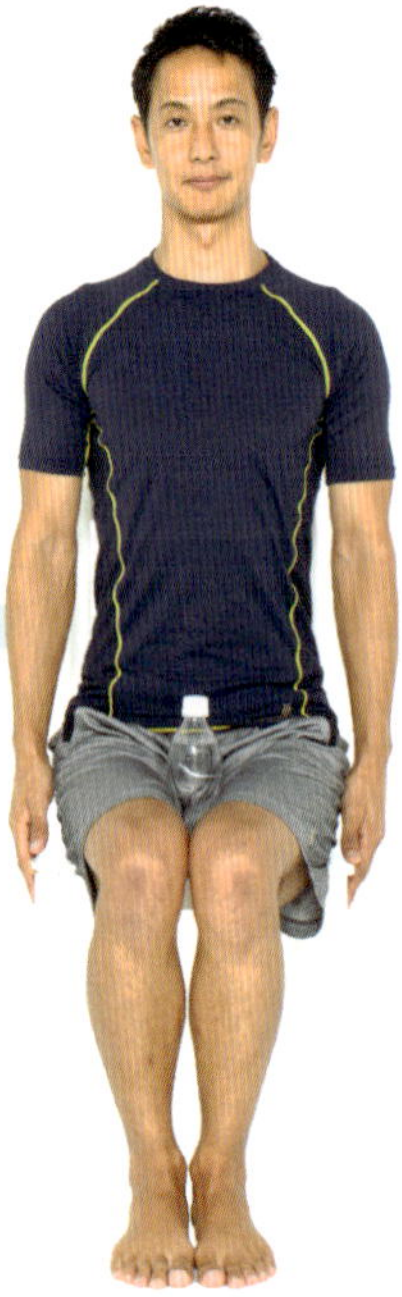

Point

ペットボトルのサイズは500ml or 1ℓで、中身が入ったものを使用

Point

椅子を使わず、立ってキープするだけでもよい

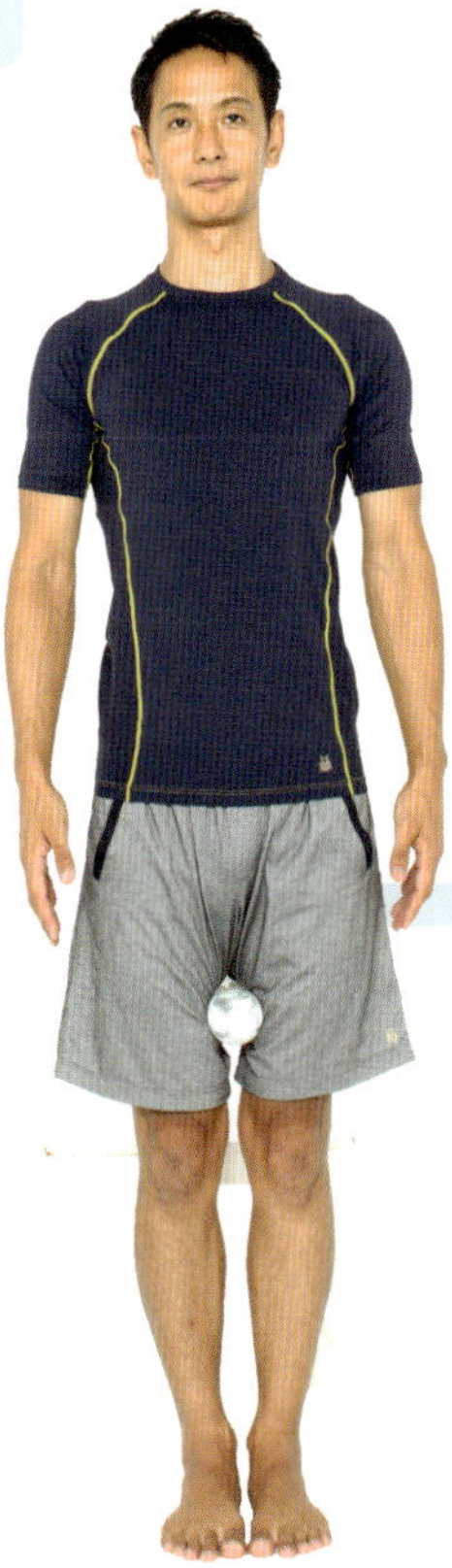

02

落とさないように立ち上がり10 秒キープ

3 week

Training 05

ラクダのポーズ

ブリッジにおける「内ももを上に引き上げるプロセス」を強化するためのトレーニング。これ単体でも、姿勢改善のアプローチとして十分に機能する。最初から両手をかかとで捉えるのは難しいかもしれないが、とにかく続けること。

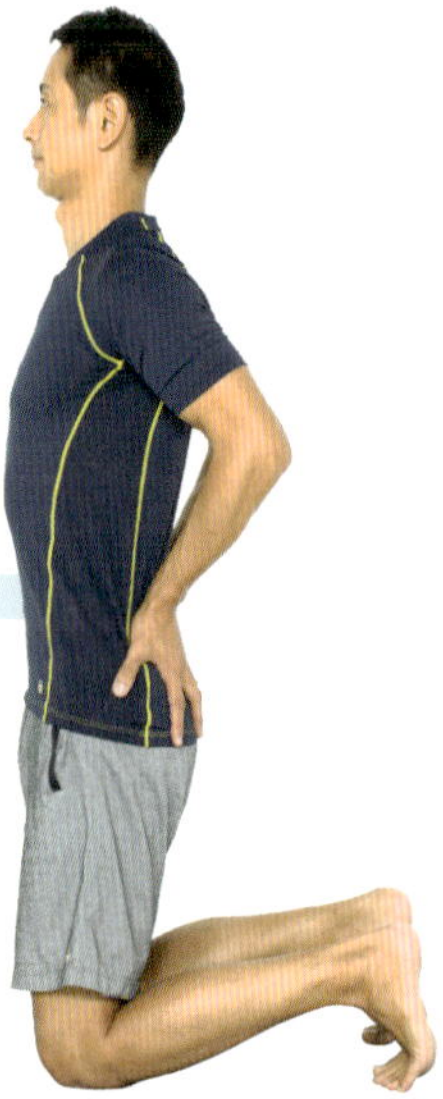

01

ひざ立ちになり、
両手を腰に添える

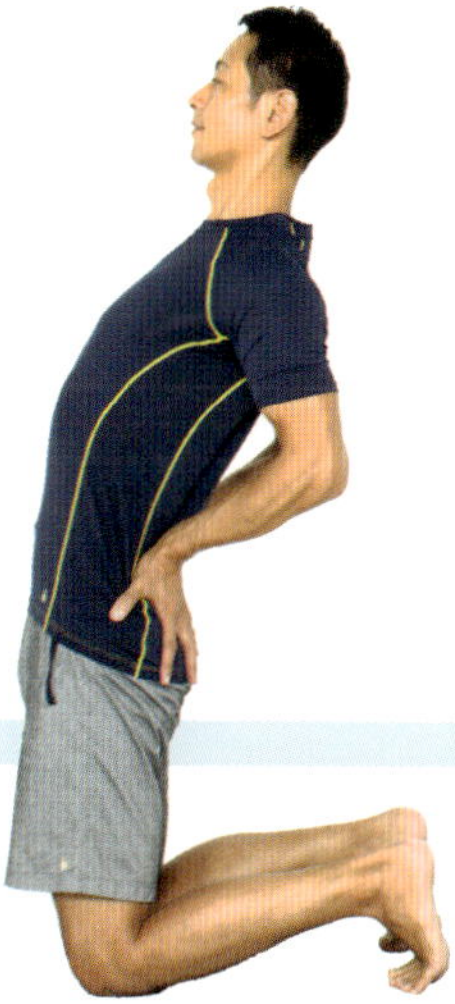

Point

首を痛める原因になるので、けっして頭は倒さないこと

02

ゆっくりと背中を反らしながら後ろに倒れていく

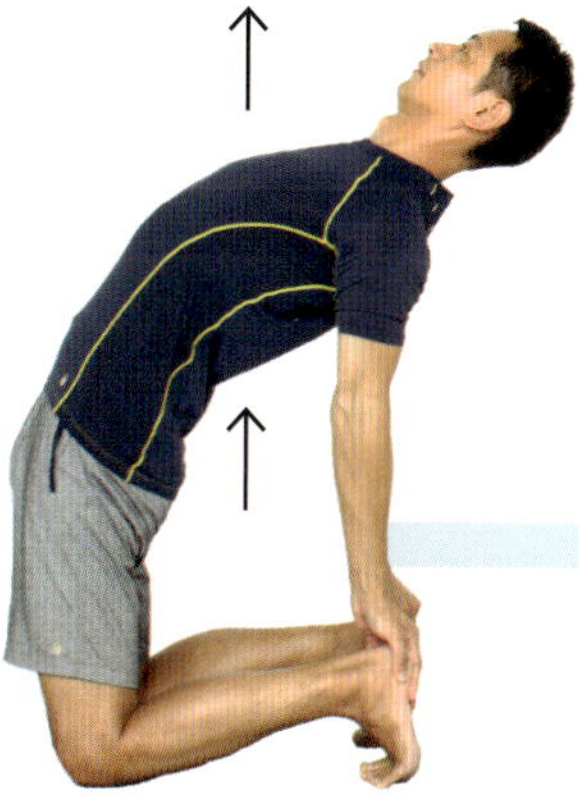

Point

腰と胸を上に引き上げるイメージ（このときも頭は倒さない）

03

両手でかかとを持った姿勢で7秒キープ

3 week

Training 06

立ったままブリッジ

最終週のブリッジの前哨戦として、立ったままブリッジにトライ！ ポイントは、ひじを閉じた状態で壁を捉えること。この動きにより、肩関節が整いブリッジがしやすく、また、正しい姿勢がつくれるようになる。反りの深さではなく、腕の広がりに気を配ろう。

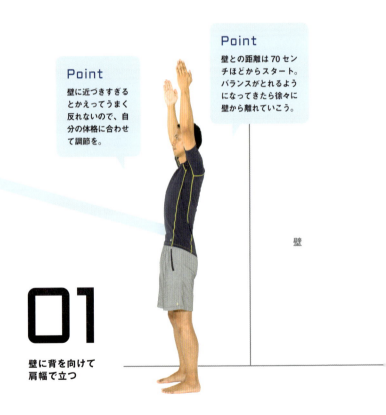

Point

壁との距離は70センチほどからスタート。バランスがとれるようになってきたら徐々に壁から離れていこう。

Point

壁に近づきすぎるとかえってうまく反れないので、自分の体格に合わせて調節を。

01

壁に背を向けて
肩幅で立つ

02

ゆっくりと背中を反らしながら後ろに倒れていく

Point

手が外側に広がらないよう脇を締める

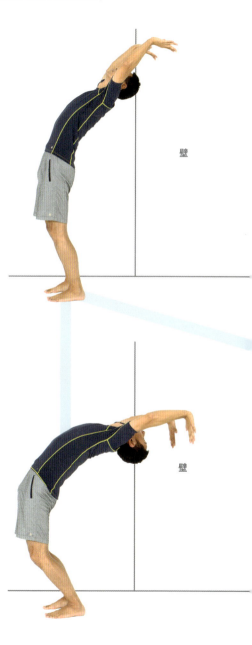

03

壁に手をつき10 秒キープ

NG

反ることばかりに意識がいって下半身の力が弱まってしまうと、腰を痛める原因に。片足ヒップアップの「足の踏みしめ」と、ペットボトル挟みの「内ももを締める動き」を必ず意識して行おう。

4 week

Training 01

イルカのポーズ

第3週の立ったままブリッジに続き、肩関節の可動域を広げ、きれいに使えるようにするためのトレーニング。ヨガでは、イルカがジャンプしている様子に似ていることからこう呼ばれている。前のめりにならず、きれいな山をつくろう。

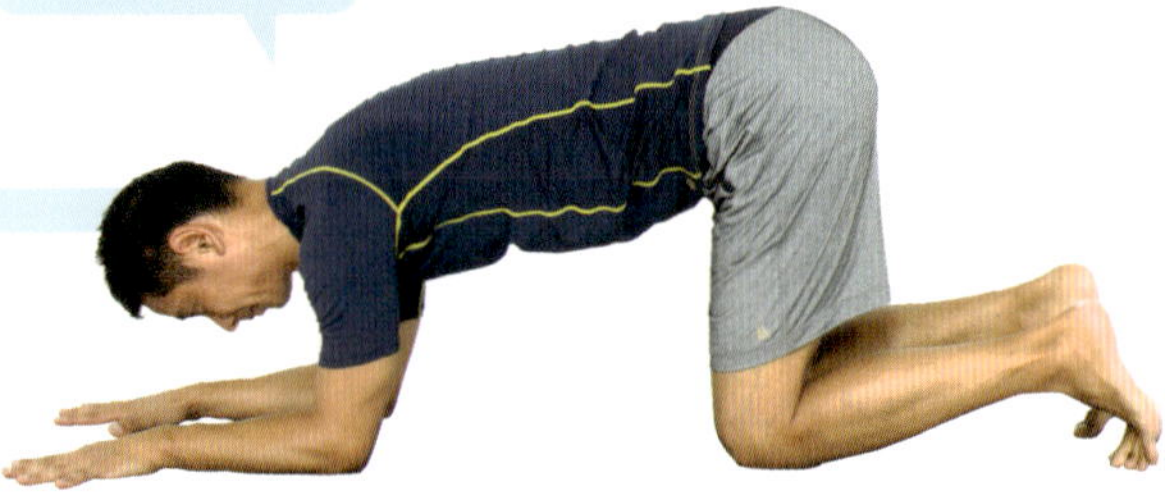

Point
ひじは肩幅でしっかりと固定し、広がらないように（難しい場合は少し外に開いてもOK）

01 四つん這いになり両ひじをつける

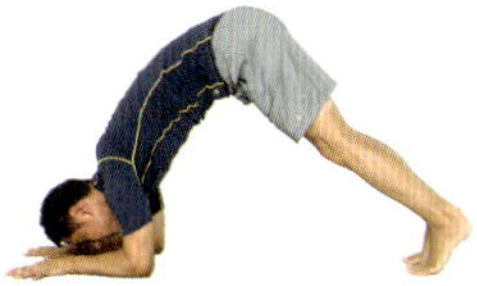

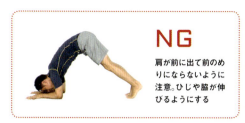

NG

肩が前に出て前のめりにならないように注意。ひじや脇が伸びるようにする

Point

つらければひざを曲げてもOK

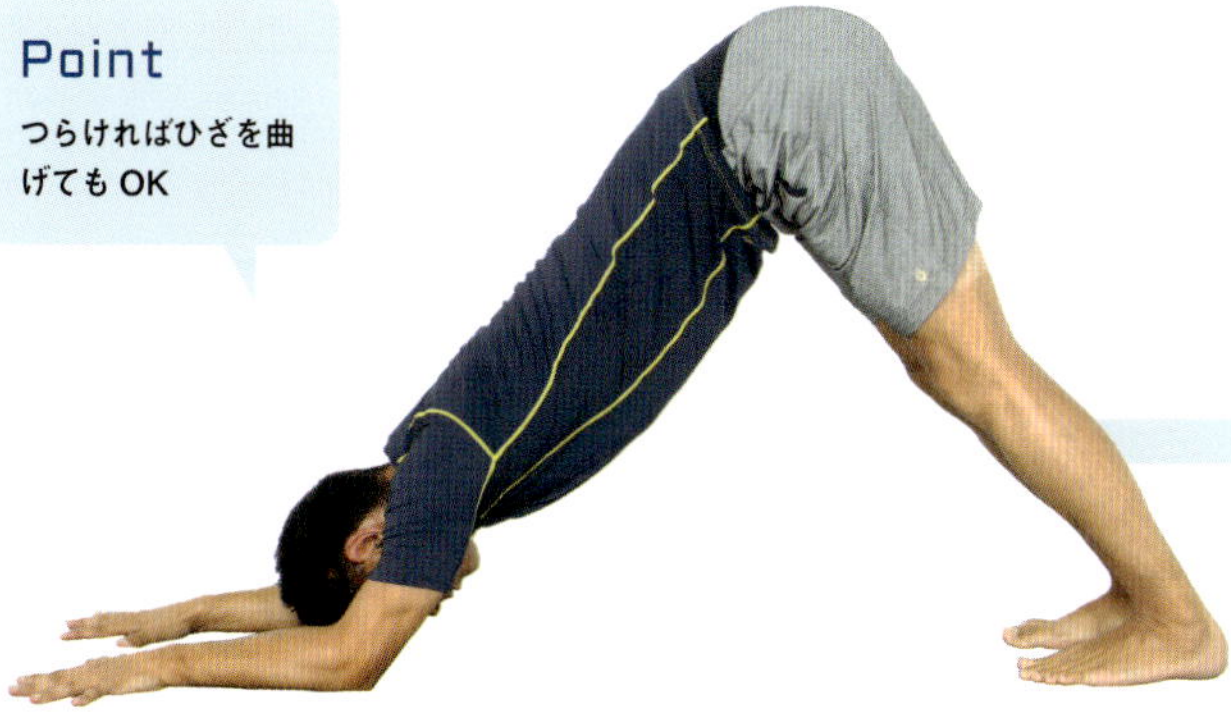

02

お尻を突き上げ、頭を二の腕の中にしまいこむ（この状態で10秒キープ）

4
week

Training 02

ランジのポーズ

第４週で大切にしたいことのひとつは、下半身、すなわち股関節へのアプローチ。このトレーニングでは、前足に重心をかけて深く沈み込み、股関節を前後に広げていく。と同時に、前もものストレッチ効果も高められる。

01

四つん這いから
片足を前に出し、
腕の間に入れる

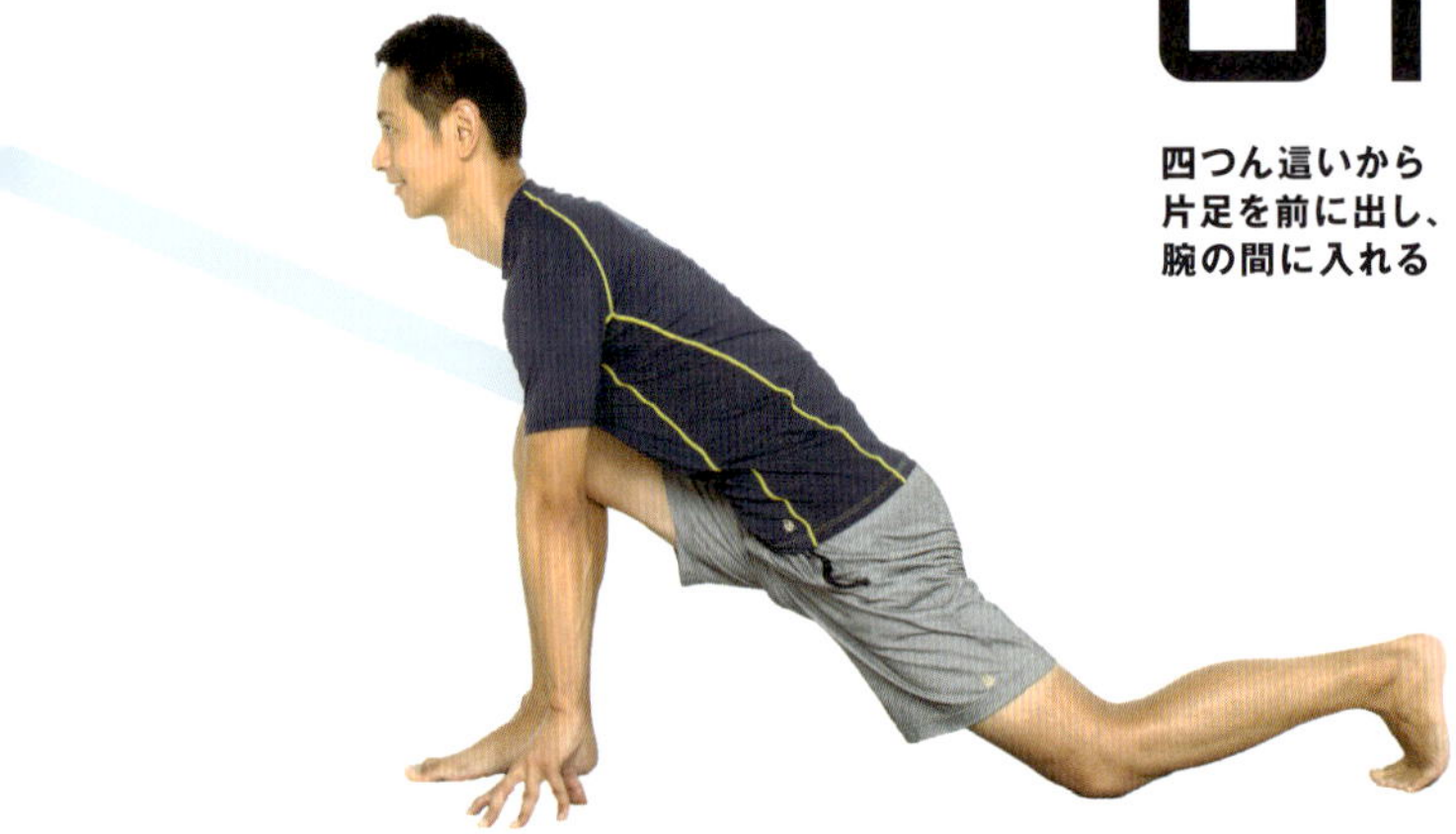

Point

つま先で床をとらえる

02

息を吸い前足をしっかり踏み込みながら、お尻を高い位置に上げていく

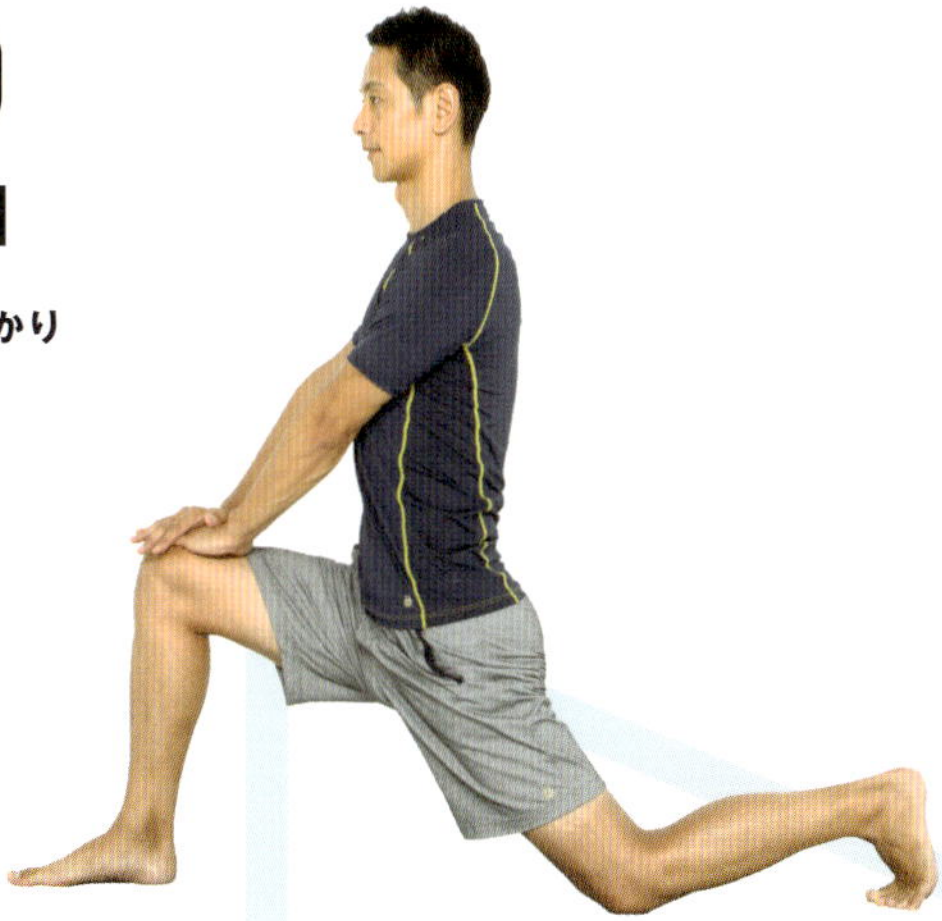

03

息を吐きながら腰を落としていく（②と③を５回繰り返す、反対も同様）

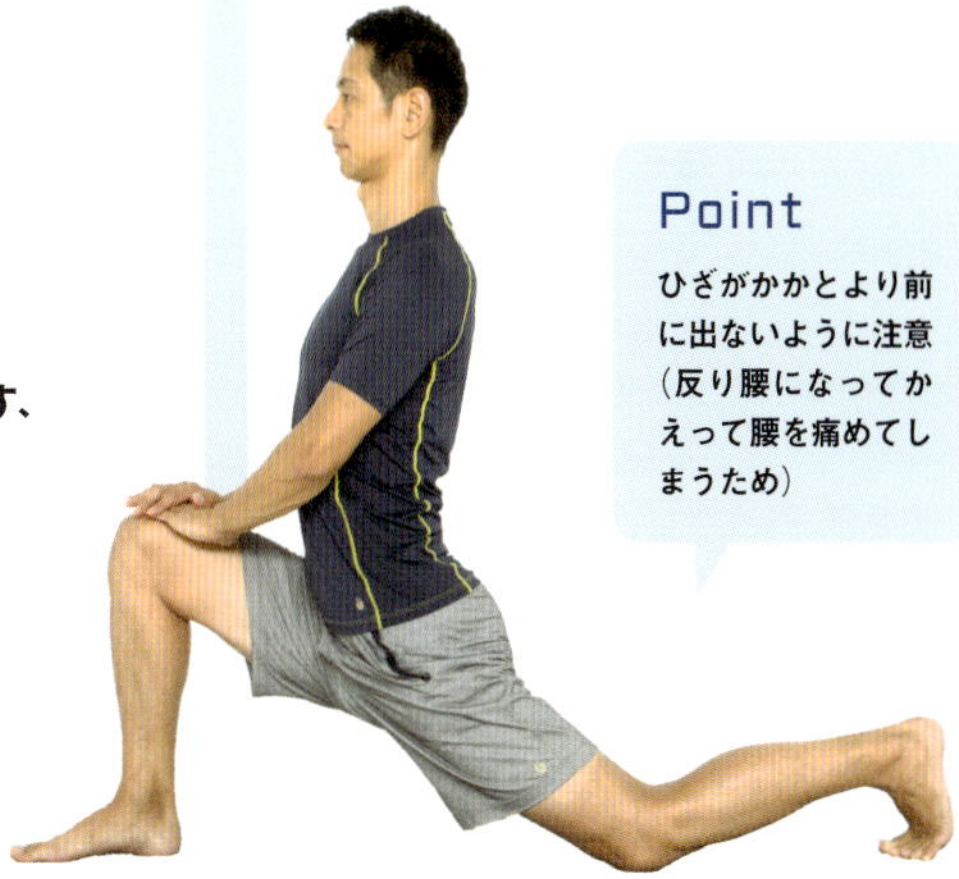

Point

ひざがかかとより前に出ないように注意（反り腰になってかえって腰を痛めてしまうため）

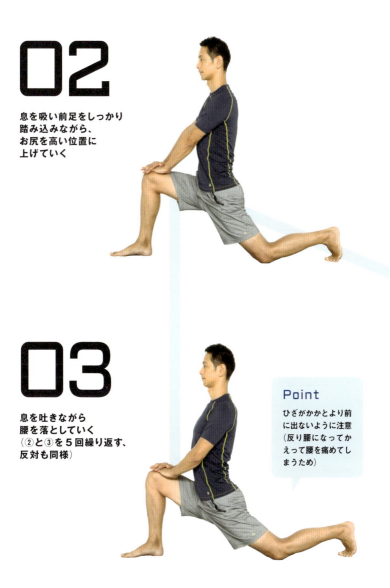

4 week

Training 03

コブラのポーズ

うつ伏せ状態から上体を持ち上げるときに腕の力を使うが、メインは前ももから背中にかけてのストレッチ。胸が開き、肩甲骨も自然と寄るので、上半身の凝りほぐしとしても。ヨガポーズの一種で、腰痛改善効果もあるとされている。

Point
足は腰幅に開く

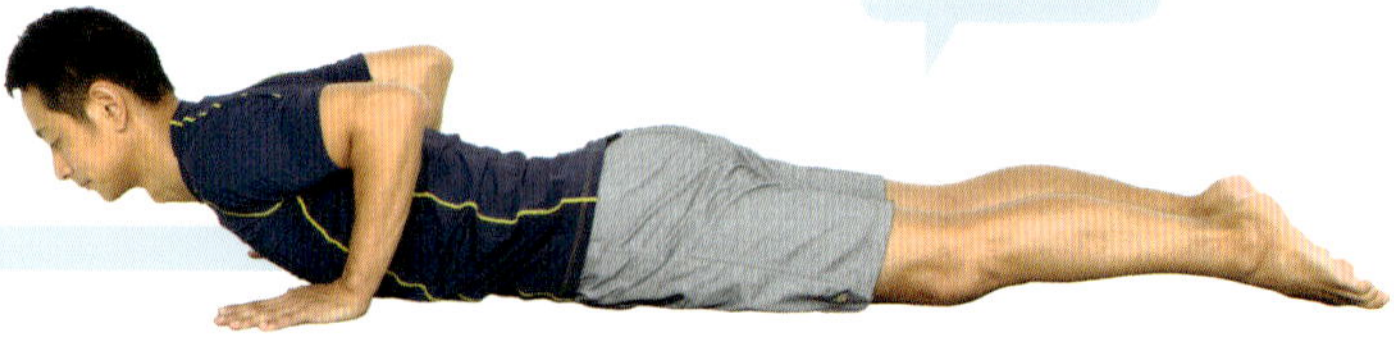

01

うつ伏せになり、
胸の横に両手をつく

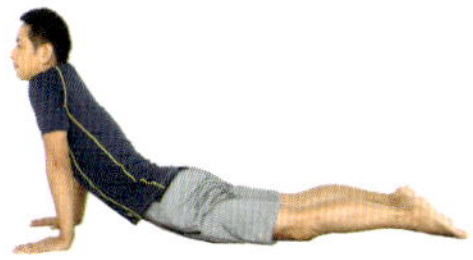

NG

肩がすくまないようにする

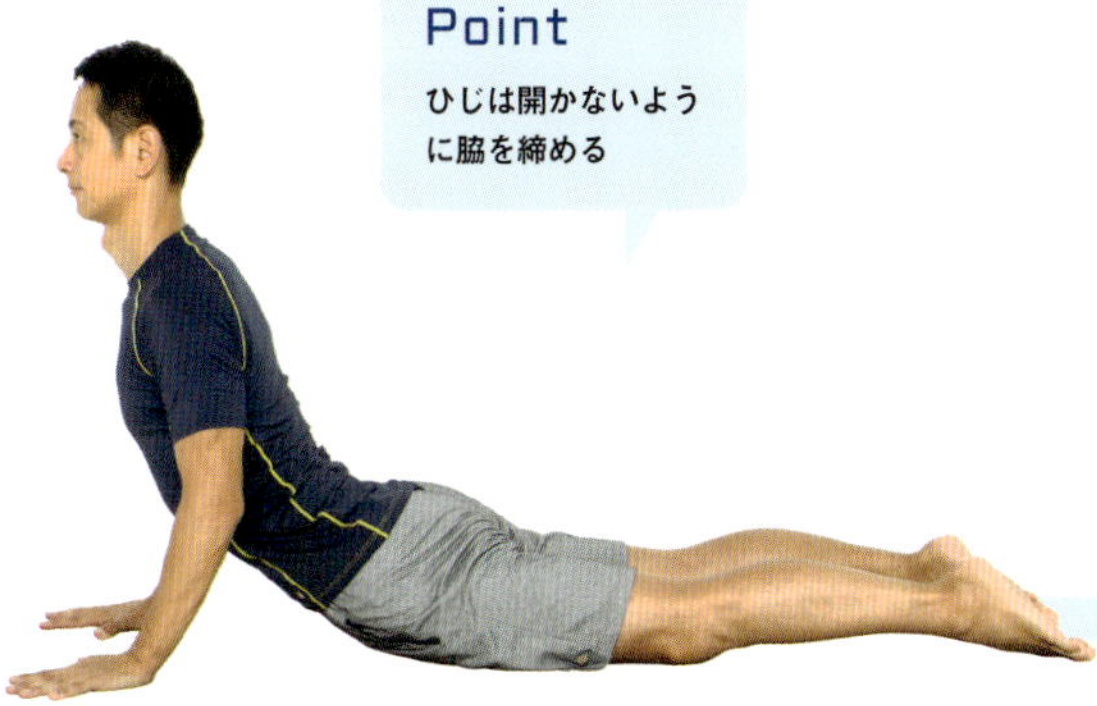

Point

ひじは開かないように脇を締める

02

手で床を押して胸を天井のほうに引き上げる（この状態を10秒キープ）

4
week

Training 04

椅子ひねり

家でもオフィスでもできる、ねじりの効果を生かしたトレーニング。第1週で行った「椅子前屈」のポーズから、左右にひねりを加えていく。体幹と背中まわり、そして前ももをしっかり伸ばしていくので、ブリッジがしやすくなるというわけだ。

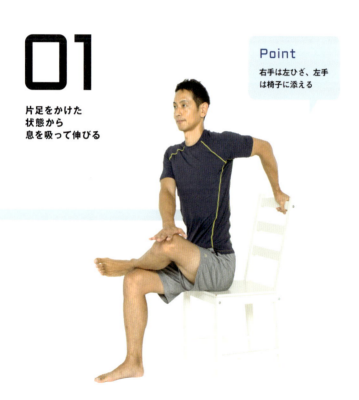

01

片足をかけた
状態から
息を吸って伸びる

Point

右手は左ひざ、左手
は椅子に添える

Point
腰まわりから背中がねじれているのを確認しながら行う

02

吐く息で手足の力を使いながらねじっていく（15秒キープ）

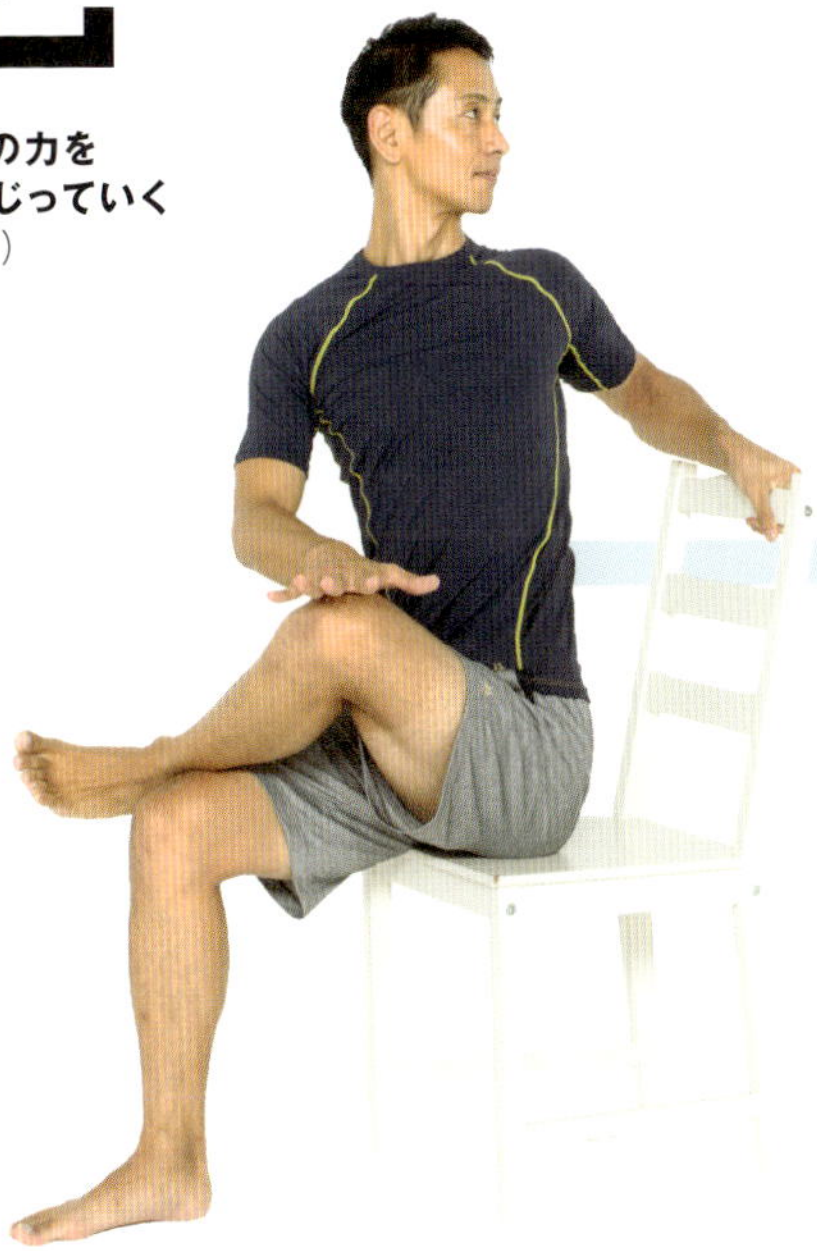

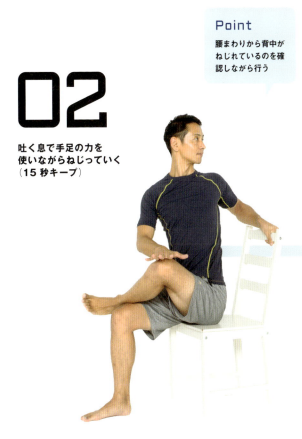

4
week

Training 05

ブリッジに挑戦

けがをしないよう注意を払いながら、仰向け状態から体を弓なりに起こしていく。ブリッジができることに越したことはないが、それよりも大切なのは「体の変化を感じる」こと。プログラムを始める前に比べて、柔軟性や可動域は改善されているだろうか？少しでもプラスの変化があれば、この４週間は無駄ではない。

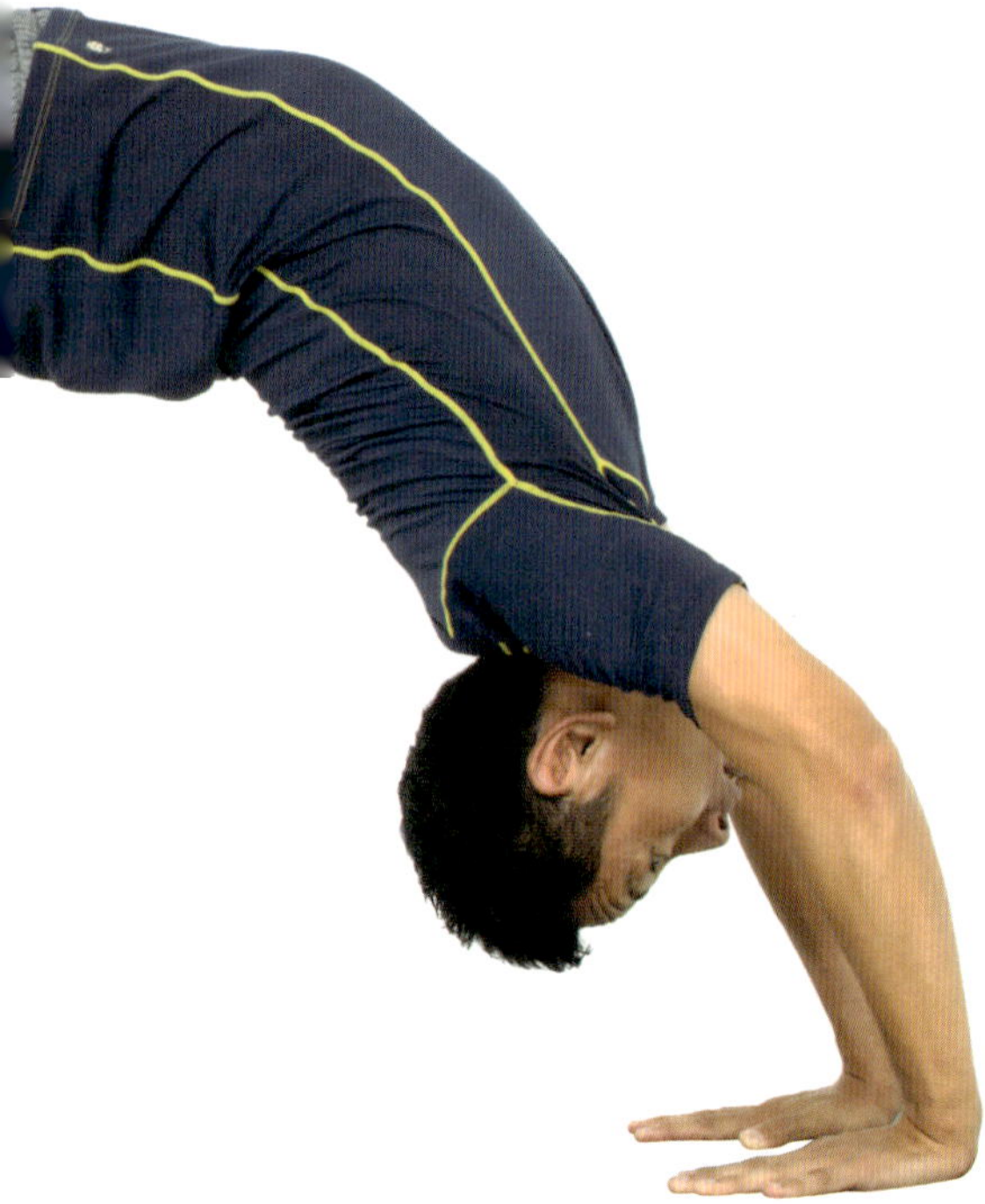

01

仰向けになり
ひざを立てる

完成形

Point [意識するポイント]

- 肩甲骨を寄せて脇を締める
- 胸の開きを意識する
- 下腹部の力を抜かない
- 足の裏で床をしっかり踏みしめる

02

腕で上体を引き上げ
頭頂部をつける

03

頭頂部を床から離す

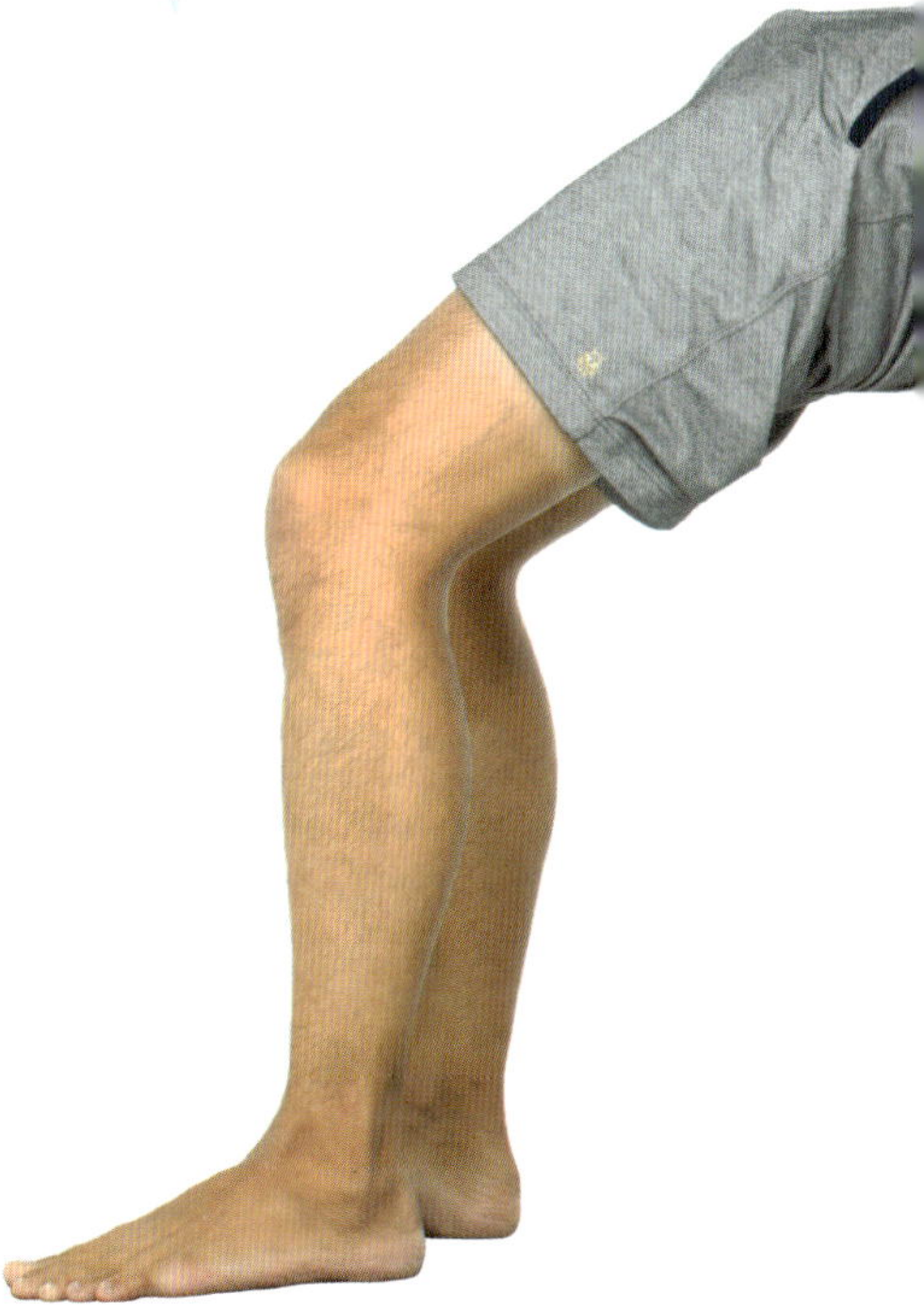

COLUMN
03

[Basic skill 03]

体幹トレを習慣化

場所や時間を選ばず、道具もいらない体幹トレーニングとしておすすめなのが「ドローイン」という呼吸法。お腹を凹ませ筋肉を刺激することで、背骨のゆがみが整い正しい姿勢をつくれるようになる。腰痛改善やくびれ、ダイエット効果もある。

STEPS [やり方]

1. 足は肩幅に開き、正しい姿勢で直立する
2. 3 ～ 5 秒かけてゆっくりと鼻から息を吸い込み、お腹をふくらませる
3. 息を吐くと同時にお腹をぐっと凹ませる

OTHER POINTS

- 息を吐くときは 10 ～ 30 秒を目安にじっくりと（ドローインは腹部の深層筋を強化するトレーニングなので、息をしっかり吐くことで効果が出やすくなる）
- お腹を凹ませるときは、体の中心「丹田（おへそより5～8㎝ほど下）を意識する
- デスクワーク中など座り姿勢でやっても OK

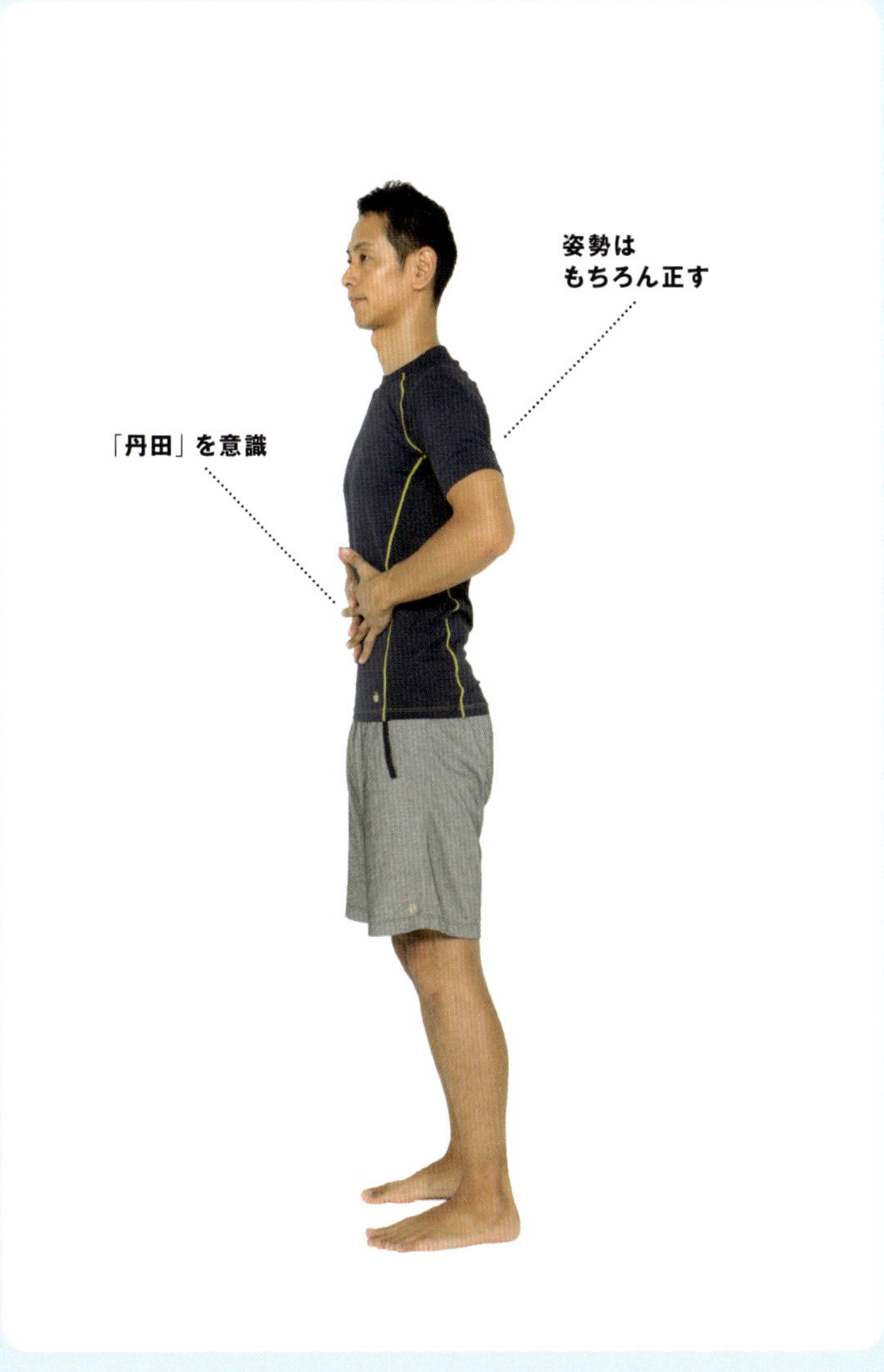
姿勢は
もちろん正す
「丹田」を意識

Memo 02

After trying the program

☑ 4週間プログラムを終えて

さて、4週間のトレーニングを経て、
あなたの体はどう変わったか？
「ブリッジできるようになった」「猫背が改善された」と
いう人もいれば、なかには期待どおりの効果が
得られなかったという人もいるかもしれない。

もし後者だとしても、あせることはない。
もともとスタート時の体の状態にはバラつきがあるため、
多少の個人差が出るのは当然だ。

それに、気がつかないだけで変化は起きている。
プログラムを通して毎日続けてきた「自分の体と向き合い、
リセットする」という習慣は、あなたの体を少しずつ、
しかし確実に変えている。
だから「もう猫背のままでいいや」とあきらめてしまうの
だけはやめてほしい。

本プログラムは姿勢矯正を目的としているが、
日々の疲れ解消としても有効だ。1日の終わりに行えば、
PC・スマホ操作や座りっぱなしの仕事で疲れた体を癒し、
心身ともにリフレッシュすることができる。

せっかく始めたいい習慣をぜひ続けていってほしい。

PART 02

読む姿勢矯正
ブレない心と体をキープするコツ

PART 02

パート２では、「呼吸」「マインドフルネス」「体幹」「習慣」の４つのキーワードから、よい姿勢、正しい姿勢でいるためのコツをひもといていく。４週間で姿勢が改善した人も、あと一歩という人も、ここを読んでさらにモチベーションを高めてほしい。

Skill 001

呼吸

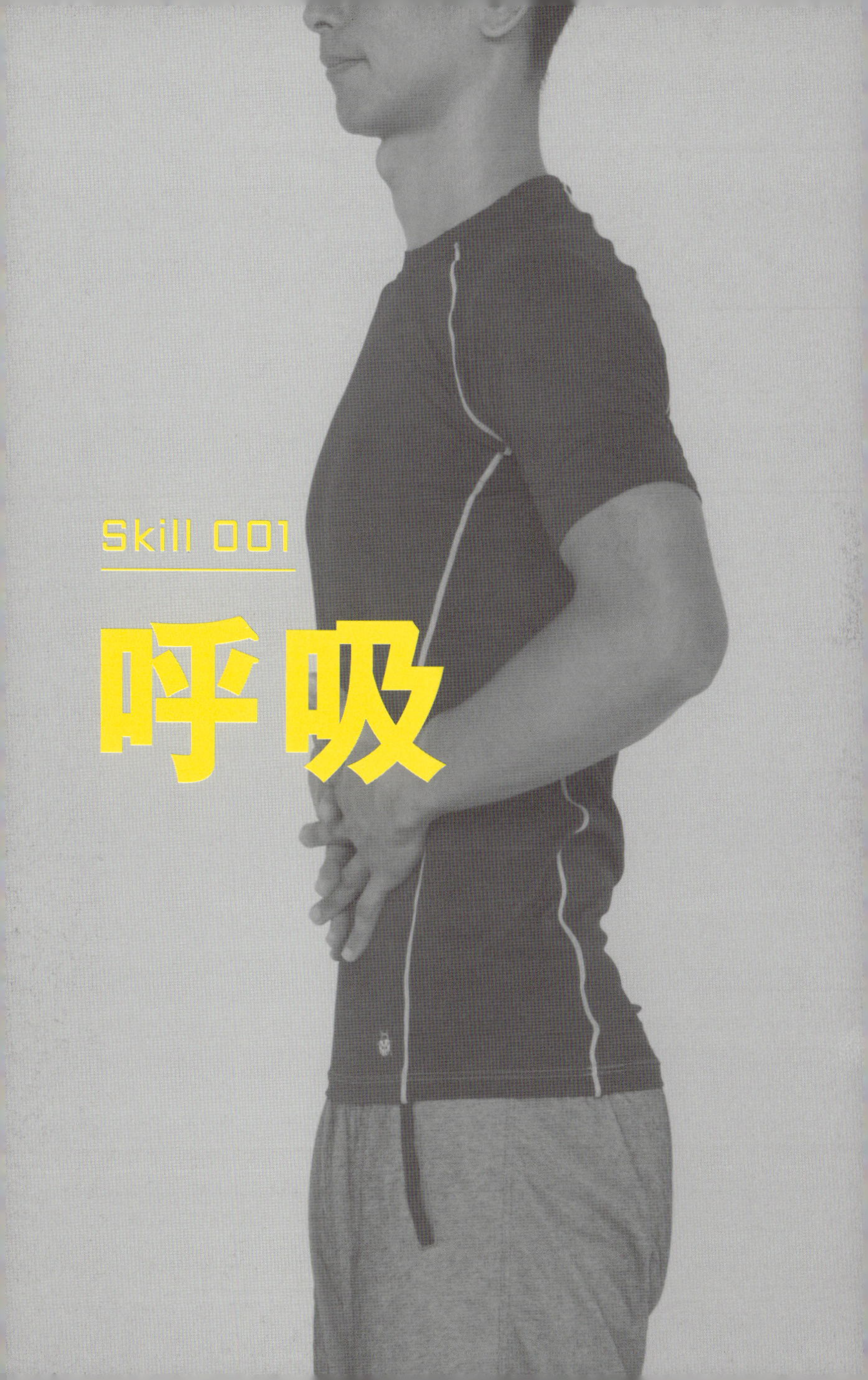

正しい姿勢と呼吸で、
脳も体も蘇る。

姿勢がよくなることで変わるのが「呼吸」である。

すでに触れたとおり、デスクワークやスマホいじりを日常的に送っている我ら現代人の基本姿勢はひどい。

首から頭が不自然に前に突き出て、骨盤は後傾。肩は内側に入って胸郭が無残にも潰れている状態だ。果たしてこんな悪姿勢で、しっかりと空気を吸ったり吐いたりできるだろうか？

答えはもちろん「ノー」。胸部がぺしゃんこに潰れていては深い呼吸ができないし、入る空気も入らない。猫背でいると、呼吸が浅く、そして速くなってしまうため、じつは十分な空気を吸えていないのだ。

周知のとおり、脳や体は酸素が行き渡ることで快調に働く。

通常、肺に到達した空気のうちおよそ4・5％の酸素がミトコンドリア内でのエネルギー代謝に利用されるが、呼吸が浅く、一度の呼吸で体内に入る空気量（一回換気量）が少ないと、そちらに回す酸素を削らざるを得ない。そのため、呼吸が浅いと疲れやすく、だるさを感じてしまう。

それだけではない。体内の低酸素状態は、睡魔や頭痛などの症状を引き起こし、判断力や集中力といった脳機能も低下させる。

いくら高いスキルがあっても、コンディションが悪ければ仕事のパフォーマンスはガタ落ちだ。

4週間プログラムで必要箇所をしっかりとほぐし、本来の可動域を取り戻した読者の皆さんは、すでにその違いを実感しているかもしれないが、正しい姿勢で吸ったり吐いたりがしっかりできるようになれば、心身ともに覚醒し、パフォーマンスは驚くほど改善される。

正しく呼吸するための筋肉は、姿勢を維持する筋肉でもある。

姿勢と呼吸をひもとくカギは、腹横筋と脊柱起立筋にある。ともに正しい姿勢をキープするのに欠かせない筋肉だが、じつは呼吸にも深く関係している。

腹横筋は息を吐き切るときに働く「呼息筋」、脊柱起立筋は収縮することで胸郭を広げ、多量の空気を取り込む「吸息筋」として機能する。

姿勢がよいということは正しく呼吸できているということだし、逆に背中を丸めた状態では呼吸は浅く、速く、乱れやすくなる。正しい姿勢も呼吸も、この2つの筋肉をしっかり動かしていればこそ、なのである。

どちらも大事な筋肉だが、よりポイントとなるのは息を吐く力、呼息筋かもしれない。理由は、息を吐いたときに肺に残る空気の量を示す「機能的残気量」にある。呼息筋の力が弱まると、この値がぐいぐいと上がっていき、次に息を吸って吐くときの空気の余裕がないので息が乱れやすい。

また、肺が常に過膨張状態になるため呼吸筋にかかる負担が大きくなり、周期の筋肉を使って強引に呼吸をしようとして、肩で息をしてしまうケースもある。

呼吸の乱れは姿勢の乱れ。
姿勢の乱れは呼吸の乱れ。

呼吸のための筋肉は、姿勢のための筋肉でもある。

- **階段の上り下り**
- **早足で歩いているとき**
- **長時間デスクワークの最中**
- **大きな声で話しているとき**
- **入浴中**

もし、日常のこんな場面で息切れするという人は、あらためて正しい姿勢と呼吸を意識してみてはどうだろう。

「深い呼吸」のルーティンで、疲れた心と体をチューニング。

最後に「深い呼吸」をしたのはいつだろう？ おそらくほとんどの人が思い出せないか、そもそも意識していないことだろう。

深い呼吸とは何か？ まずはその話から始めよう。

呼吸には、胸式呼吸と腹式呼吸がある。胸式呼吸は胸でする浅い呼吸で、腹式呼吸は横隔膜を下げてより多くの酸素を取り込める深い呼吸。ものすごくざっくり言うと、そんな感じだ。

PC・スマホで作業に集中していると、無意識のうちに姿勢は前かがみに、呼吸は浅く早くなってしまうことが多い。これが長く続くと、交感神経が優位になり自律神経のバランスが崩れる原因に。自律神経が乱れると、頭痛やめまい、慢性疲労、高血圧、うつなど様々な不調が生じる。

もしかしたら、「自律神経ってよく聞くけど、結局なんなのかわからない」「自分には関係ない」といった感覚を持っている人が多いかもしれない。しかし、そんな思いは今すぐ捨てたほうがいい。

悪姿勢がクセになっているばかりか、夜遅くまで仕事や飲み会で忙しく働き、運動する時間も寝る時間もなく、慢性的な疲れやストレスにさらされている……。

こんな完全なる交感神経優位の生活を送っていれば、いつガタが来てもおかしくはない。

そこで、深い呼吸である。**正しい姿勢でゆっくりと深い呼吸をすることで自律神経の乱れをある程度調節することができる。**通常、呼吸は自律神経によって調節されていて、とくに意識をしなくても途切れることはない。それを意識的に長く深くすることで横隔膜を介して副交感神経が刺激され、自律神経のバランスが整う、というわけだ。

続ければリラックス状態に出るとされる脳波「アルファ波」や、心の安定や幸福感につながるホルモン「セロトニン」が増え、脳や心の息抜きになる。普段は意識することのない呼吸を意識することで、ストレスに負けない鋼の心をつくることができるのだ。

「深い呼吸」と「深呼吸」は、似ているようで全然違う。

「そうか、とにかく深呼吸をすればいいのか」と、早まってはいけない。深呼吸と深い呼吸は、似ているようで違うものだからだ。

単に「深い呼吸をしてください」と言うと、勢いをつけて呼吸をしてしまう人がいる。吐く最初の瞬間だけ、一気にフーッと全部の息を吐ききってしまうやり方だ。

「深呼吸は大きく息を吸って大きく吐くもの」

「一息に吐いて何がいけないのだ」

そう思うかもしれないが、**力任せに一気に吐いてしまうやり方では、呼吸が深くなるばかりか、じつは疲れが溜まりやすい**のである。

だからゼロジムでは、深呼吸と深い呼吸は別物で、深い呼吸は勢いよく吐かずにゆっくり時間をかけて吐ききることを伝えている。

ポイントは、吐くことに意識を向けるより、吐ききることに集中すること。呼吸の最初ではなく最後に意識を持たせることで、きちんと吐き切る。すると、次の息は自然に入ってくるものなので、呼吸は深くなっていく。

エグゼクティブや一流アスリートは、皆「呼吸法」を意識している。

最後に、腹式呼吸の正しいやり方を再確認しておこう。深い呼吸のコツは、胸ではなくお腹をしっかり使うこと。名前は聞いたことがあっても、その感覚をつかんでいる人は意外に少ないのではないだろうか。あらためて、次の基本手順に従って実践してみることをお勧めする。

①まずはゆったりと椅子に座り、20秒くらいかけてゆっくりと口から息を吐く
②吐き切ったら目と口を閉じ、鼻から10秒を目安に息を吸い込む

よくわからないという人は手をおへその下あたりに添え、息を吸うのと同時にお腹が膨らむのを意識すると、実感が得られてやりやすい。もしくは、仰向けに寝転がった状態で行っても、さらに感覚をつかみやすくなる。

慣れてくれば椅子も要らない。

立ったまま、身ひとつで、場所や時間を選ばずリラックスできる。仕事が忙しくイライラしているとき、大事な会議を控え緊張しているときなどにはとくに有効だ。

大切なのは、続けること。①と②のセットをできれば1日に1～2回、1回につき10分を目安に行うと、精神が安定し、ストレス耐性もつく。

忙しい日々を送っていると、ついつい胸で浅い呼吸をしがちだ。でも、繰り返し腹式呼吸を行い、自分なりのやり方や感覚を身につけることで、多忙でも落ち着いて的確な判断、行動をとれるようになる。エグゼクティブや一流アスリートと呼ばれる人たちが呼吸法に気を配っているのは、そういったことを理解しているからに他ならない。

1日1回、せめて気がついたときだけでも、意識的に正しい腹式呼吸を行う。その繰り返しが、忙しくても疲れをためないコツなのだ。

猫背を治せば、
うるさいいびきも改善できる。

猫背は呼吸を浅くする、という話をした。呼吸が浅くなると、自然と口呼吸が増える。空気をたくさん取り込もうとするためだ。そしてこのことが、じつは「いびき」の原因のひとつとなっている。

空気の通り道である上気道が狭くなり、そこを空気が通ることで摩擦音が生じるというのが、いびきの基本的なメカニズム。肥満やストレス、飲酒など、上気道が狭くなる理由はいろいろあるが、最もポピュラーなのが「睡眠時の口呼吸」なのだ。**常日頃から猫背でいると、口呼吸が癖になり、睡眠中でも自然と口呼吸に切り替わりやすい。すると、重力で舌が落ちて上気道が狭くなり、いびきが生じる**というわけだ。

とくに注視すべきは「首猫背」。「ストレートネック」と言ったほうがピンとくるだろうか。ＰＣやゲーム、スマホといった小さい画面などを見るときに首だけを前に出す姿勢を続けたこと起こる、典型的な悪姿勢だ。

首猫背のまま仰向けになると口がぽっかりと開きやすいため、いびきに直結しやすいと言われている。

いびきが気になる人は、今すぐ鼻呼吸を心がけよう。姿勢を正し、胸を張り、鼻でしっかりと息をする。そうやって、起きている間、意識的に鼻呼吸をすることで、睡眠中の口呼吸は改善可能だ。

ちなみに、口呼吸は口の中を乾燥させ、歯周病や口臭の原因になるほか、最近やウィルスが侵入しやすい環境をつくってしまう。「いびきは別に気にならない」という人でも、口呼吸ではなく鼻呼吸を心がけるほうが懸命だ。

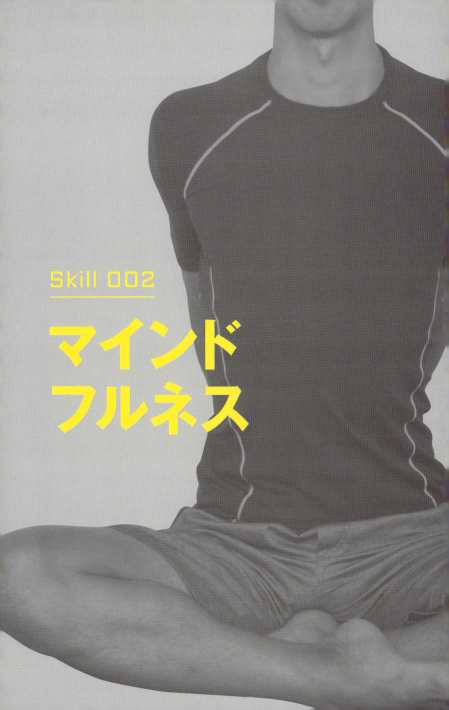

Skill 002

マインドフルネス

「あ、今背中丸まってた」
その気づきを繰り返すことが、
マインドフルな自分をつくる。

「後ろからもう一人の自分に見られている」という意識を持つこと。これが、正しい姿勢をキープするための秘訣だ。この意識を心がけていると、姿勢が曲がっている自分に自然と気づけるようになる。

これは今流行りの「マインドフルネス」の意識に通ずる考え方で、習慣づけることで自己を客観視する力を育むことができる。自分が今どんな状態でどういう気持ちでいるのかを客観的に捉え、状況や感情に飲まれることなく物事に対処できるようになるのである。

姿勢は感情やコンディションによっても左右されやすいものなので、いつ、なんどきも完璧な正しい姿勢でいるのはなかなか難しい。たとえ4週間でブリッジに成功し、姿勢を矯正できたとしても、気がつけば背中が丸まっていたというようなことはある。

気が抜けたとき、気持ちが落ち込んでいるとき、ひどく疲れているとき……。こうした瞬間に、「せっかく矯正したのに」「また曲がってしまった」などと焦るのではなく、ただ、「あ、曲がっていた」と気づく。そして姿勢を正す。

しばらくしてまた曲がっていたら、同じように曲がっていたことを認識し、正す。この**瞬間的な気づきを繰り返すことで、姿勢を正している状態がどんどん長くなっていき、その状態が普通になっていく。よい姿勢を意識することは、姿勢そのものだけでなく、心の鍛錬にもつながるものと言える**だろう。

このときもうひとつ大切なのは、「どこを」意識するのかということだ。ポイントは「仙骨」。手のひら程度の大きさで、ちょうどお尻の割れ目の上部にあるくぼみあたりにある。

姿勢を正すときに最も有効なのは、この仙骨を立てる意識を持つということ。これができていると、自然と骨盤が立ち上がり美しい姿勢に。ストレートネックでもなければ背骨がS字曲線を描いてくれる。

やる気が出ないとき、イラつくときにはとりあえず姿勢を正してみる。

姿勢と心の関係性は、じつに密接で奥深い。落ち込んでいると自然に視線や肩が落ちてうなだれているような格好になるし、反対に自信とやる気に満ち溢れていれば、背筋はシャンと伸び、視線もしっかりと前を向く。

このように、心の状態は姿勢や体の動きに影響を与える。

しかしそれ以上に着目すべきなのは、その逆の作用、つまり「姿勢の良し悪しにはマインドを変える力がある」ということだ。

ハーバード大学のエイミー・カディ准教授らの実験は、科学的に姿勢と心の関係性を明らかにしている。実験内容は、一方のグループには堂々と背筋を伸ばした姿勢を、もう一方のグループには縮こまった猫背の姿勢をとってもらい、2分後に唾液中のストレスホルモン「コルチゾール」の値を測定するというもの。

その結果、猫背姿勢のグループではコルチゾール値が15%増えたのに対し、背筋を伸ばしたグループでは25%も減少したと言う。**たった2分間姿勢を正すだけで、ストレス軽減効果が期待できる**というのだから驚きだ。

他にも、積極性が増し自信が持てる、集中力が増すなど、姿勢を正すことで得られるメリットは大きい。

「なぜかやる気が出ない」

「同僚の心無い物言いにイラっときた」

そんな心の乱れを感じたら、まずは姿勢から立て直すことだ。うまくコントロールできるようになれば、仕事は今以上にはかどる。

「調身・調息・調心」で集中力を高め、ストレスを軽減する。

「調身・調息・調心」という禅語を知っているだろうか？

正しい姿勢を保ち、正しい呼吸で座禅を組むと、心身ともに整うという意味合いだ。

日々、忙しく働いていると、知らぬ間に疲れやストレスが溜まっていく。

「寝ても疲れがとれない」
「ノルマを達成できない」
「上司とうまくやれていない」

本当は無理やりにでもリフレッシュするための時間を捻出すべきなのだが、なかなかそうもいかない。忙しいときほど、つい目の前のことで頭がいっぱいになり、自分のことは後まわしにしてしまうものだ。

そんなときこそ、「調身・調息・調心」を意識してほしい。姿勢を正して坐り、息を整え、周囲の雑音や情報を遮断する。ただひたすら座っているだけだが、そのパワーは計り知れない。

不安や悩み、怒り、嫉妬といったイヤな感情が軽減され、仕事に集中しやすくなる。思考に行き詰まったときの頭の切り替えも可能だ。習慣化すれば、ちょっとしたことで動じない強い心を手に入れることだってできる。座禅や瞑想は、現代人にこそ必要なリフレッシュツールなのだ。

やり方もじつにシンプルだ。あぐらを組む必要はなく、立ってやってもいい。場所だってお寺に限られているわけではない。自宅でも通勤電車の中でも、その気になればいつでもどこでもできる。

1日の中でたった5〜10分、姿勢を正し、呼吸を整える時間をつくるだけで、疲れやストレスが軽減され、集中力が高まる。

自律神経は、姿勢でコントロールできる。

交感神経と副交感神経がシーソーのように交互に働くことで、私たちの体を健康に保ってくれている自律神経。しかし、ひとたびバランスが崩れようものなら、ありとあらゆる不調の原因となる。肩こり、腰痛は当たり前、頭痛や吐き気、倦怠感といった身体面の影響から、イライラ、不安、集中力・注意力の低下、不眠、うつなど、精神面へのダメージまで……。

初期症状は軽い場合が多いため、なんとなく放置してしまいがちだが、これではパフォーマンスどころではない。症状の長期化や、大きな病気につながる可能性だってある。

自律神経のバランスを崩してしまう主な要因は、夜更かし・夜型生活などによる生活リズムの乱れや、大きなストレスだとされている。ところが、どうやら姿勢の悪さもその片棒を担いでいるらしい。

自律神経は、脳の下垂体というところがホルモン分泌をコントロールすることにより、バランスを保ち働いている。自律神経が乱れるのは、この部分の血流が悪くなったことで上手くホルモンが分泌されなくなるから。何をかくそう、その血流不足の原因のひとつとして姿勢の悪さが挙げられるというわけだ。

さらにタチが悪いのは、自律神経のある「頭から仙骨（骨盤）部分」に直接、負担をかけ、働きを鈍くしてしまうこと。

自律神経は脳にあると思っている人が多いかもしれないが、交感神経は胸と腹部の脊髄、副交感神経は頭と仙骨の脊髄に存在する。具体的には、背中が丸まることで背骨の動きが悪くなり、首が前に突き出ていれば、頭と首の骨の間が引っ張られる構図だ。

普段から正しい姿勢で過ごしていれば、少なくとも姿勢のせいで自律神経を乱すことはない。フィジカルとメンタル、両方を好調に保つためには、やはり姿勢が重要というわけだ。

「姿勢を正す」はすべての道理。

とにかく決められた回数をこなす。そのことばかりに気を取られ、姿勢が完全に崩れてしまっている……。ジムやスポーツクラブで、そんな光景を目にしたことがないだろうか。

回数をこなすことはもちろん重要だが、姿勢の乱れを無視したままいくらトレーニングを積んでも、あまりいいことはない。暗に体のバランスを崩し、筋肉を壊すリスクを上げるだけだ。姿勢が整っていなければ、トレーニング自体の効果だって激減する。

回数や速さを気にする前に、まずは姿勢を正すこと。そしてその状態をキープしたまま、しっかりと取り組む。一見遠回りのようで、じつはそれが最も効果的で、確実に体を鍛える方法だ。

仕事や人生だって同じだ。「姿勢を正す」という言葉は知ってのとおり、行為そのものだけでなく、物事への取り組み方や心の在り方を意味する側面もある。

たとえば、どんな職場でどんな業務内容を担当していようと、物事に取り組む姿勢がブレていては、得られるものも得られない。

「失敗には学びがある」とよく言うけれど、それは本気で取り組んでいる人の話。中途半端な姿勢でのらりくらりとこなしているだけでは、成長は見込めない。あるいは、取り返しのつかないようなひどい失敗を経験し、大事な人やモノを手放さざるを得ない事態に陥るかもしれない。

そうならないよう、いつ何どきも「心の姿勢」を正すこと。姿勢は物事の道理そのものなのである。

Skill 003

体幹

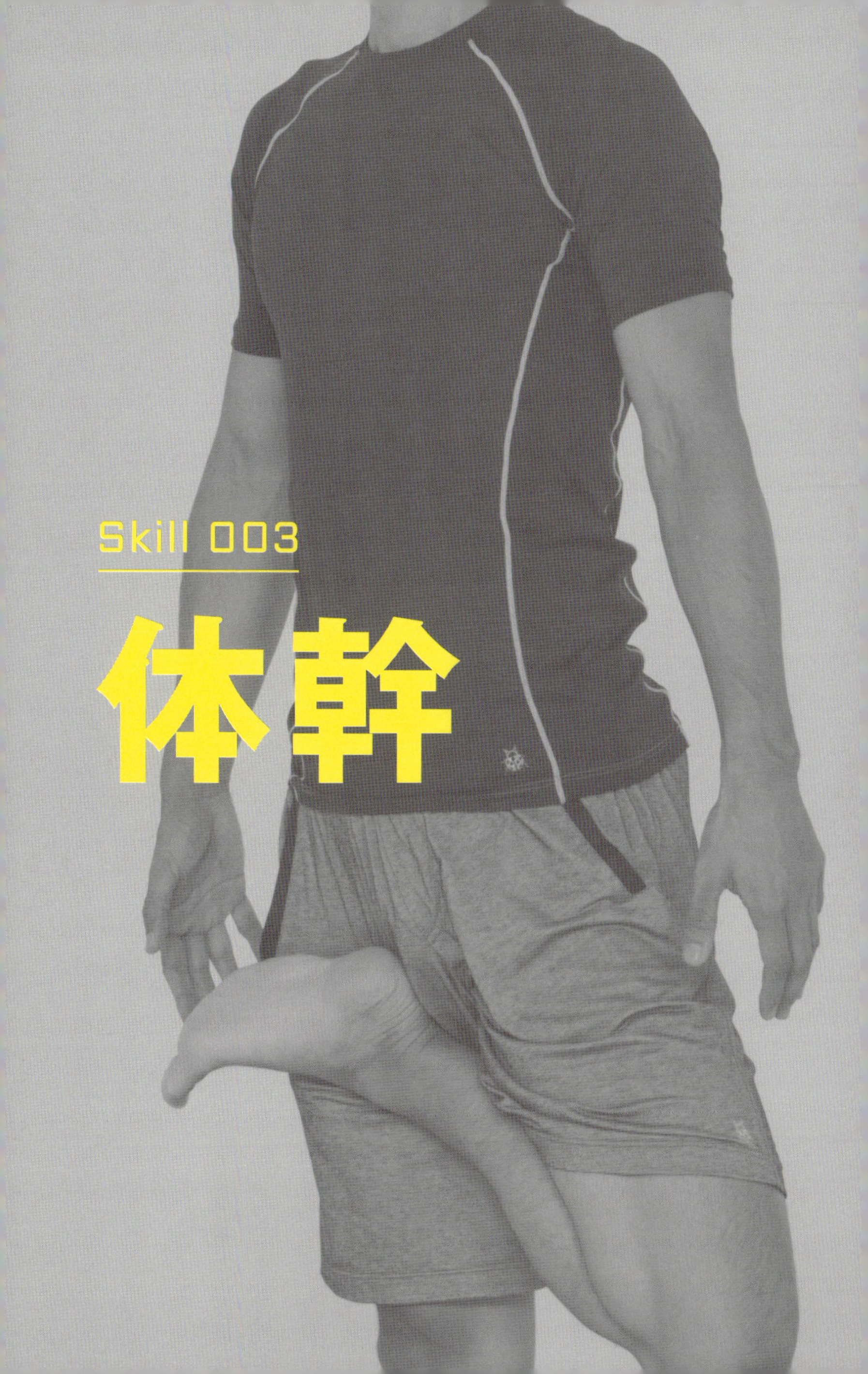

腹筋運動だけでは、
むしろ猫背がひどくなる。

正しい姿勢をキープするためには、体幹の力も必要だ。4週間プログラムでは、ゆがみの解消を中心にしつつも、要所要所で体幹を鍛えるメニューを入れ込んでいる。プログラムを終え体が再生している今、より姿勢をキープしやすくできるようあらためて体幹を鍛え直すのもいいだろう。

しかし、間違っても「ひたすら腹筋に励む」ことのないように。「体幹を鍛える＝腹筋運動」だと誤解している人は多いが、体幹トレーニングと腹筋運動はまったくの別物だ。腹筋だけ鍛えても姿勢はよくならない。というより、むしろ逆に姿勢を悪くしてしまうリスクがあるのだ。

腹筋運動の基本動作は、仰向けで両ひざを立て起き上がるというもの。これにより腹直筋は鍛えられるものの、肋骨と恥骨が同時に引っ張られ距離が近づいてしまう。すると、やればやるほど背中が丸くなっていき、猫背を進行させてしまうというわけ。

もちろん腹筋運動がだめだというのではない。ただ、腹筋だけでなく背筋や肩甲骨まわりの筋肉なども同時に鍛え、バランスをとるよう意識してほしい。

ムダなく体幹を鍛え、やせて疲れない体になる方法。

体幹を効果的に鍛えるための方法としておすすめなのが、118〜119ページで紹介した「ドローイン」。お腹への意識を高め、普段あまり使うことのない深層筋、つまりインナーマッスルを鍛えるエクササイズである。場所や時間を選ばず、道具もいらないというじつに手軽な方法でありながら、効果は多岐にわたる。

骨盤の位置が矯正されるためぽっこりお腹が解消されたり、腰回りを支えるインナーマッスルが強化されたことで腰痛の予防・改善につながったり、基礎体力がついて疲れにくくなったり……。

そして見逃せないのがダイエット効果。まず、ドローインは腹筋を凹ませることで直接体幹にアプローチするので、ウエストの引き締めに効果がある。また、**体幹部にはエネルギー燃焼力の高い「赤筋《せっきん》」と呼ばれる筋肉が多く存在する。赤筋は骨格や姿勢の維持のために働き、基礎代謝も司っている。そのため、この部位を刺激することで基礎代謝が向上し、やせやすい体に変わる。**

さらに体幹が鍛えられ安定してくると、動作が大きくなる。すると、その分筋肉への刺激も大きくなり、熱が産出され体脂肪が燃えやすくなる。どんどんやせ体質になっていくというわけだ。

体幹は筋肉の「場所」、
インナーマッスルは「深さ」を表す。

ところで、体幹とインナーマッスルの違いはなんだろう。なにかと混同されることの多い2つの言葉、ここらでちゃんと知っておこう。

・体幹……頭・腕・脚以外の胴体すべての筋肉
・インナーマッスル……筋トレで鍛える表層筋ではなく、深層部にある筋肉

体幹は「場所」、インナーマッスルは「深さ」と考えるとわかりやすいかもしれない。このように概念は微妙に異なるが、領域は重なる部分が多い。体幹の中にはインナーマッスルが含まれるし、インナーマッスルの中には体幹が含まれる、という構造だ。

ちなみに、体幹を鍛えるという場合は、主に「体幹筋」という部分を鍛えることを意味する。体幹筋は肩甲骨・骨盤・背骨・肋骨などの骨のまわりを取り巻くインナーマッスルとアウターマッスルの総称だ。

本書のプログラムは、まさに体幹筋へのアプローチで構成されている。正しい知識を以って、こうしたトレーニングに臨んでほしい。

体幹を鍛える最短ルートは、
正しい姿勢をキープすること。

ジムに通ったりヨガに挑戦したり、トレーニングの指南書を参考にしたり……。そういった方法で体幹を鍛えるのもいいだろう。

しかし、一番確実でじつは近道となる方法が1つある。それは、正しい姿勢をキープすることだ。

「正しい姿勢をキープするために体幹が必要だから、トレーニングするのでは？」

そう思う人もいるだろう。たしかに正しい姿勢には体幹が必要だが、常日頃から正しい姿勢をキープできていれば、わざわざトレーニングなどしなくとも、自然と筋力は鍛えられる。正しく使えていれば、骨の関節も筋肉もゆがんだり硬くなったり、衰えたりしない。

姿勢が悪くなるということは、これらを正しく使えていなかった証拠。体幹を使わずに済む、その場しのぎのラクな姿勢で毎日を過ごしていることがそもそもの原因だ。

立ち方や座り方、歩き方といった当たり前のことをしっかりと見直す。そのほうが、新たに何かを始めるより、ずっとハードルが低くて効果的ではないだろうか。

また、**隙間時間に「片足立ち」や「背伸び」を習慣づけるだけでも、体幹を鍛えることはできる。**「え、そんなことで？」と思うかもしれないが、ちゃんとやると体幹が刺激されているのがわかるはずだ。

まずは片足立ちから。姿勢を正したまま、もう片方のくるぶしあたりにつける。これを左右それぞれ行うだけだ。骨盤を斜めに傾けたり姿勢が崩れないよう注意は必要だが、特別な道具や場所はいらない。電車を待っているときや、テレビを見ながら……積極的に取り入れよう。

背伸びはもっと簡単かもしれない。正しい姿勢でぐいーっと上に伸びるだけだ。

- **両足は肩幅に広げ**
- **つま先で地面を押すような感覚で**
- **お尻とお腹の筋肉を意識しながら伸びる**

ポイントを挙げても、これくらいしかない。本来、体幹は、特別なことをしなくても、日々の姿勢やちょっとした工夫で鍛えられるものなのだ。

Skill 004

習慣

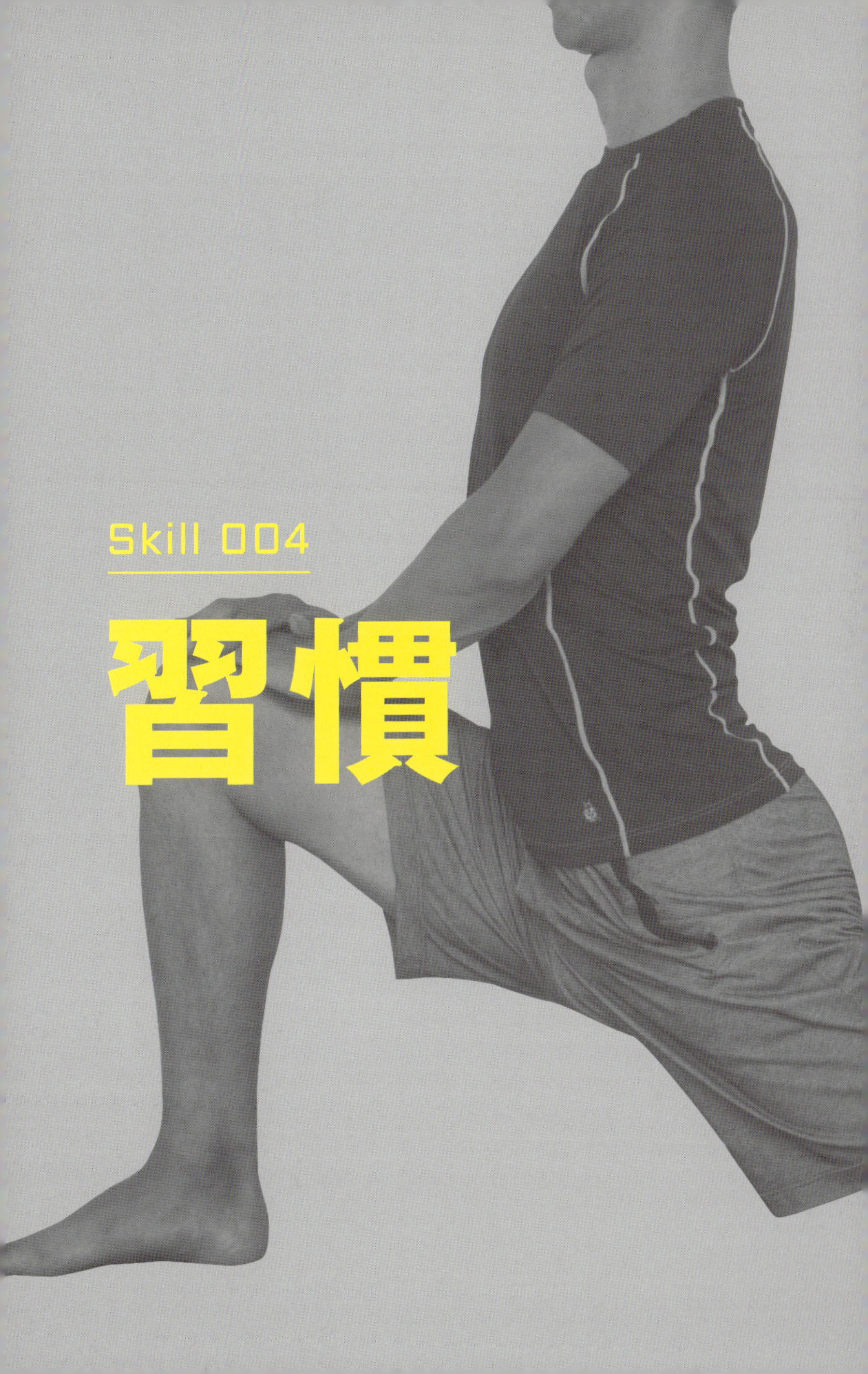

朝ブリッジ、夜ブリッジが
すべてのベース。

4週間プログラムでいい姿勢を手に入れたなら、ぜひともその姿勢をキープしたいところ。そのコツは、何と言っても日々の習慣に気を配ることだ。ここからはそんなちょっとした美姿勢キープのために知っておきたい知識やノウハウを紹介する。**まず大前提となるのは「毎日ブリッジ」。4週間でせっかく可動域を広げても、デスクワーク中心の毎日を送っていればすぐにまた戻ってしまう。1日の終わり、あるいは始まりに、前傾姿勢で凝り固まった部分をしっかりとケアしてあげることが大切だ。**

4週間プログラム実践時と同様、やる時間帯はいつでもいい。ただし日中職場で行うには場所などの制約があるので、朝起きてから出社するまでの間か、帰宅してから寝るまでの間で行うのがいいだろう。朝ブリッジは血行がよくなって頭がシャキッとするし、夜ブリッジはその日の疲れを効率よくとることができる。入浴後は柔軟性が増すため、より体が伸びやすくなる。それぞれメリットがあるので、自分のライフスタイルやその日の気分に合わせた取捨選択を。もちろん、余力があれば朝夜両方行ってもいいだろう。逆にそこまでの余裕がないという人は週末だけでもブリッジを実践すべし。

足を組みたくなるのは、バランスが崩れている証拠。

デスクワーク中、電車の中、会議中、カフェタイム……。気づけば頻繁に足を組んではいないだろうか？

一見、姿勢が安定してラクに感じるかもしれないが、じつはこれこそが「体のバランスを崩し、悪姿勢を進行させる行為」に他ならない。

もし、足を組まずに座るのがつらいと感じるなら、あなたの背骨はゆがんでいる可能性が高い。

本来、正しい姿勢、よい姿勢でいるのはつらくも苦しくもない。それを苦行と感じるのは、すでに背骨や骨盤がゆがんでいて、足を組むことでその乱れをカバーしようとする意識が働いている証拠。さらに足を組むことで体に偏った負担をかけ続けると、それだけ肩こりや腰痛になるリスクも上がる。

ちなみに、机にひじをつきたくなるのも同じ理由からだ。姿勢矯正の効果を一時的なもので終わらせないためには、普段の「ラクな姿勢」をあらためて見直してみることが不可欠である。

足は組まない、頬杖はつかない。

最低限、これだけは心にとめておこう。

下を向かない。胸を張らない。
これ、男前度が2倍増しになる
歩き方のポイントなり。

姿勢の効果は見た目ばかりではないが、そうは言ってもやはり印象は大切である。とくに盲点になりやすいのが、歩くときの姿勢だ。取引先でも恋人でも、誰かを前にしているときは一時的に背筋を伸ばしていても、歩き出したら不恰好になるのは、はっきり言って、相当印象が悪い。

男らしく堂々と歩くポイントは2つある。1つは「下を向かない」ということ。下を向くと、当然ながら視線が落ち、背中が丸く肩も落ちやすくなる。顔を上げるだけで背骨も伸びやすくなり、自然ときれいな姿勢が保たれる。

そしてもう1つは「胸を張らない」ということだ。姿勢をよくしようとするとき、多くの人が胸を張ろうと意識する。しかし、そんな意識はむしろ持たないほうがいい。**胸を張ろうとすると反り腰になりやすく、かえって姿勢が崩れてしまう。反り腰は腰の筋を痛めやすく、腰痛につながることもある。**

胸を張るのではなく、透明な壁に背中をつけ、肩甲骨を内側に寄せるイメージで歩くといい。正しい姿勢で歩けるようになっただけで、印象はがらりと変わる。2倍増し、とまではいかないにしても、猫背や反り腰などの不自然な姿勢で歩くより、ずっと信頼や好意を獲得できる。

通勤中は隠れた姿勢矯正タイム。カバンの持ち方ひとつで猫背も肩こりも予防・解消！

たとえば駅のホームで電車を待っているとき、右足か左足どちらかに重心をかけて立っていないだろうか？　電車の中でもそう。つり革に掴まりつつも、無意識のうちに休めの格好をとっていることはないだろうか？

骨盤が傾き、重心に左右差ができた状態で立っているのは、見た目もだらしないうえに体にもよくない。こうした立ち方は一見ラクに思えるが、せっかく矯正した背骨をゆがめてしまう。しっかりと両足に均一の重心をかけ、まっすぐに立つようにしよう。

このとき、カバンは背中の後ろで持つとさらにいい。普通は体の前に両腕を寄せて持つものだが、体の前側が重くなると背中が丸くなりやすい。猫背気味の人にとってはデメリットとなる。**後ろ手で持つことによって、デスクワークなどで凝り固まった肩甲骨まわりの筋肉をほぐすことができ、肩こりの解消・予防につながる**のだ。

多忙なときこそ、こうしたスキマ時間の使い方を見直すべし。忙しくて日頃運動できていないという人は、「電車で席が空いていても座らない」「エスカレーターではなく階段を使う」など、まずは小さな変化からはじめてみてはどうだろう。

睡眠の見直しで
猫背が予防・改善される？
眠り方と姿勢の関係。

猫背は起きているとき、つまり立ったり座ったりしているときの姿勢だけが影響しているわけではない。じつは、寝姿勢や寝る前のリラックス姿勢も大いに関係している。多くの人が1日6時間前後を費やす睡眠時間。この時間を見直し、上手に活用することで、じつは猫背の予防・改善が期待できる。

その**一番のポイントは「正しい寝姿勢で適度な寝返りを促し、ぐっすり眠る」こと。**仰向け、横向き、うつ伏せ……。さて、あなたは毎晩どんな寝方をしているだろうか？

結論から言ってしまえば、最も良い寝方とされるのは仰向けだ。重力で背骨が無理なく伸びるので全身脱力しやすく、リラックスして眠りにつくことができるし、枕とマットレスの選び方を間違わなければ背骨のS字カーブが保たれ、体への負担が少なく寝返りも打ちやすい。

一方、他の2つは肩や首などのゆがみを助長し猫背を悪化させるばかりか、肩こりや腰痛といった二次的被害を生んでしまう。

・横向き……体全体が丸まった状態になり、眠りながらにして猫背の姿勢に。巻き

肩（肩が内側に入って肩甲骨の動きが鈍くなる）になるため肩が凝りやすくなるし、首がゆがんで猫背が悪化しやすい。

・うつ伏せ……そのままでは呼吸がしにくいため自然と首が横向きになり、ゆがみが生じる。これが肩こり、首の痛みの原因に。また、首のねじれを軽減するために股関節をひねる癖がつきやすくなり、腰椎もねじれ腰痛につながることも。

こうした寝方をして睡眠時に体が痛むと、寝心地のいい体勢を探して寝返りの頻度が上がり、眠りは浅くなる。逆に寝返りの回数が少なすぎても同じ部分にばかり圧がかかって血行が滞るのだが、どちらにしても快眠できず、背中の筋肉がこわばって伸びにくくなるため、猫背はひどくなるばかりだ。

このように、寝姿勢は睡眠の質に、睡眠の質は姿勢の良し悪しへとつながっているのである。

高枕では寝ても疲れがとれず、姿勢の悪さも悪化する。

何も心にかけず安心してぐっすり眠る様を「高枕で眠る」と表現することがあるが、これはあくまで慣用句としての使い方。正しい寝姿勢で安眠するためには、むしろ低めの枕を使うべきなのだ。

ポイントは、仰向けになったとき「首」と「布団」の間にできる隙間。この隙間を埋めるくらいの高さを選ぶと自然な姿勢が保たれるとされている。目安としては、枕に頭をのせて、頭が腰の位置より3～4cm高いくらいがいいようだ。また、頭が沈み込んでしまうような柔らかいものはゆがみのもとになるため、少し硬めの、頭をしっかりと支えることができるくらいのものを選ぶといいだろう。

マットレスは、適度な固さがあって寝返りをうちやすいものにしよう。柔らかすぎると体が沈み込んで背骨が伸ばせないうえ、寝返りも打ちにくく体に無理な姿勢を強いる可能性がある。この機会に寝具を見直してみてはどうだろうか。

なお、**猫背予防・改善につながる睡眠は、なるべくリラックス状態に近づけてから眠ることにある。**だから、仰向け姿勢になると痛みが出たり、つらいと感じたりする場合には、痛みが軽減される姿勢を優先すること。というのも、仰向け姿勢でじっとしているのは意外に難しいからだ。とくに男性は、女性に比べて股関節まわりの硬い人が多く、仰向け姿勢で脱力しても気持ちよさを感じられない場合が往往にしてある。

そんなときは、「足枕」を活用しよう。足枕とはゼロジムスタッフの間で使われている造語で、ヨガでは「ボルスタークッション」と呼ばれる。「ボルスター」は「支える」とか「強化する」という意味。つまり体を支えるクッションのことだ。「最高の脱力」を味わってもらうため、ゼロジムでは、よくこのクッションを活用している。仰向け状態で軽くひざを曲げ、下にクッションをあててもらうのだ。足を置く枕だから、足枕。こうすると足の重さが足枕に乗り、腰回りの筋肉や背骨の緊張も和らげることができる。仰向けがどうも落ち着かないという人でも、気持ちよく脱力状態をつくれる裏技だ。

デスクワーク中、
肩甲骨を寄せる意識で伸びをすると、
気持ちよさがアップする。

長時間、PC画面と格闘していたり、机に向かって作業に集中していると、「うーん……」と伸びをしたくなる。これは動かしていなかった筋肉を伸ばし、血液循環を改善しようとする、体の本能的な行為だ。朝一番、起きて伸びをするのも同じことで、睡眠中に休んでいた筋肉を刺激し、血の巡りを促進、エネルギーを体全体に行き渡らせるためとされている。伸びと同時にあくびをすると、空気がたくさん入り込み、さらにエネルギーがみなぎってくるという仕組みだ。

このような無意識に行われる伸びは、いわば体からの「つらいよ～」「動かしてくれよ～」というサイン。デスクワークの合間には、1時間に1回くらいのペースで意識的に体を動かしてあげよう。

このとき、肩甲骨を内側に寄せるよう意識すると、普通に伸びをするより気持ちよく、リフレッシュ効果も格段にアップする。

肩甲骨への意識は大事だ。正しい姿勢をつくるうえでは必要不可欠なものとして、トレーニングの中でも何度か触れてきたが、伸びなど、日常のちょっとした動作に取り入れると、凝りや血流の悪化を未然に防ぐことができる。疲れが溜まるその前に、是非とも、こまめなリフレッシュを。

Conclusion ［おわりに］

物事への姿勢は結果を左右する。どんなに才能があっても、その姿勢がブレていたり中途半端だったりすると、出せる成果も出せなくなる。姿勢が整っていればこそ、能力やスキルが生きてくるのだ。

これはあくまで考え方の話だと言う人もいるかもしれないが、けっしてそうとは限らない。本書をここまで読み進め、4週間プログラムを実践してきたあなたなら、きっと実感していることだろう。

「姿勢と能力、そして気持ちはつながっている」

ということを。

たとえばデスクワーク中、「ラクだから……」と、つい背もたれに寄りかかってしまいがちだが、これでは集中力もやる気もいまひとつ。生産性を上げたいならば、お腹に力の入った正しい姿勢で望むべきだ。

歩くときもそう。下ばかり向いて歩いていれば、気持ちもどんどん下がっていく。仮に何か落ち込むような出来事があったら、姿勢を正して積極的に前を向いて歩く。すると、視野が広がり気持ちも少しずつ落ち着いてきはしないだろうか。

軽く思われたり、見落とされたりしがちな姿勢。でも本当は、姿勢こそ、仕事や人生を好転・発展させるための土台であり、重要な存在なのである。

4週間前の自分と、今の自分。今、両者を比べてみて、どんな違いがあるだろうか。

「硬かった肩まわりが少しほぐれた」
「正しい姿勢をラクだと感じるようになった」
「きれいなブリッジができるようになった」
「同じように過ごしていても、疲れにくくなった」
「集中力が増した」

「朝、起きたときのだるさがない」

「肩こりがよくなった」

「ちょっとしたことでイライラしたり悩んだりしなくなった」

「体脂肪が減った」

「なぜかモテるようになった！」


……などなど。身体面はもちろん、能力やメンタルにも何かしらプラスの変化があるのではないだろうか。

体格や、スタートしたときの体の状態などによって、プログラムの効果とそれによる変化にはもちろん個人差がある。「期待したほどではなかった」と、がっかりしている人もいるかもしれない。

でも、4週にわたってコツコツ、トレーニングをこなしてきたあなたの体は、絶対に変化している。それが微かな変化でも、どうか見逃さないでほしい。少し時間はかかるかもしれないが、継続すれば必ずや姿勢は改善される。

4週間プログラムは姿勢矯正のトレーニングであるのと同時に、疲れない体をつくるためのトレーニングでもある。だから期待どおりの効果が得られた人も、そうでなかった人も、これで終わりにするのではなく、今後も積極的に本書を活用していってほしい。

再び第1週からやるのもよし、必要なトレーニングを選んでやるもよし。目的やその日の体調に合わせて実践し、超「姿勢」力を高めていこう。

正しい姿勢、そして疲れない体を手に入れれば、あなたの伸びしろはまだまだ広がっていく。

最後に、「はじめに」でも触れたとおり、本書で紹介しているトレーニングは、東京・千駄ヶ谷にある、ビジネスパーソンのための疲労回復専用ジム「ZERO GYM（ゼロジム）」によって開発されたものである。

「働く人を応援したい」

「彼らの疲れた脳と体をリセットしたい」

そんな思いから生まれたのが本書だ。

姿勢がよくなるのはもちろんだが、この1冊がきっかけとなって、今まで疲れやコンディションというものに対して無頓着だった人が、その意識を変えてくれたら、こんなに嬉しいことはない。

主要参考文献

・石井直方（2015）『カラダが変わる！ 姿勢の科学』，ちくま書房

・碓田拓磨（2016）『心と体が変わる姿勢のつくりかた』，洋泉社

・竹井仁（2015）『正しく理想的な姿勢を取り戻す 姿勢の教科書』，ナツメ社

・中野ジェームズ修一（2014）『上半身に筋肉をつけると「肩がこらない」「ねこ背にならない」』，大和書房

・仲野孝明（2016）『一生「疲れない」姿勢のつくり方』，実業之日本社

・長谷川智（2017）『キレイな姿勢がず～っと続く！ ねこ背が治る本』，大和書房

・J. Castaing , J. J. Santini（1986）『図解《関節・運動器の機能解剖》（上巻－上肢・脊柱編）井原秀俊・中山彰一・井原和彦 訳，株式会社協同医書出版社

読者特典

毎日快適にはたらく!
「疲れ」解消事典

即実践!　睡眠・食事・メンタルを整える15のコツ

https://cm-group.jp/LP/tsukare/

ビジネスライフ編集部 編

※特典の配布は予告なく終了する場合がございます。

【著者略歴】

ZERO GYM（ゼロジム）

ビジネスパーソンのための疲労回復専用ジム。ストレッチ×マインドフルネスの独自メソッドで、脳疲労と身体疲労にアプローチする。「最高の脱力」を目指し、頭と体をリセットする75分の独自プログラムを提供。ボディメンテナンスとパフォーマンスアップが同時に叶うと、各メディアで話題に。

【監修者略歴】

重森健太（しげもり・けんた）

関西福祉科学大学教授、博士（リハビリテーション科学）。1977年生まれ。理学療法士。聖隷クリストファー大学大学院博士課程修了。ヒトの運動機能を多方面から分析する研究、および脳科学、トレーニング科学の視点から認知症者の評価及びアプローチに関する研究に取り組む。聖隷クリストファー大学助教などを経て、2011年4月から現職。2014年関西福祉科学大学学長補佐、2015年同大学地域連携センター長を兼任。また、日本早期認知症学会理事、総合理学療法研究会理事、NPO法人ハタラク支援協会理事、NPO法人播磨オレンジパートナー顧問、重森脳トレーニング研究所所長などの役職でも活躍している。主な活動として、エクササイズを用いた脳トレーニングの啓発活動や、中高齢者に対する体力測定イベントの開催、脳トレーニングアプリケーションソフトウェアの開発、社会復帰のためのハタラク支援活動などを行っている。

超《ちょう》「姿《し》勢《せい》」力《りょく》

2017年10月21日　初版発行
2017年11月9日　第2刷発行

発行　**株式会社クロスメディア・パブリッシング**

発行者　小早川幸一郎
〒151-0051　東京都渋谷区千駄ヶ谷4-20-3 東栄神宮外苑ビル
http://www.cm-publishing.co.jp

発売　**株式会社インプレス**

〒101-0051　東京都千代田区神田神保町一丁目105番地
TEL（03）6837-4635（出版営業統括部）

■本の内容に関するお問い合わせ先 ………… クロスメディア・パブリッシング
TEL（03）5413-3140／FAX（03）5413-3141

■乱丁本・落丁本のお取り替えに関するお問い合わせ先 ………… インプレス　カスタマーセンター
TEL（03）6837-5016／FAX（03）6837-5023／info@impress.co.jp

乱丁本・落丁本はお手数ですがインプレスカスタマーセンターまでお送りください。送料弊社負担にてお取り替えさせていただきます。但し、古書店で購入されたものについてはお取り替えできません。

■書店／販売店のご注文受付 ………… インプレス　受注センター
TEL（048）449-8040／FAX（048）449-8041

アートデレクション　加藤京子（Sidekick）
デザイン　我妻美幸（Sidekick）
モデル　浅野佑介
衣装協力　チャコット株式会社
印刷・製本　株式会社シナノ
本文撮影　内山功史（有限会社内山事務所）
編集協力　ビジネスライフ編集部
ISBN 978-4-295-40130-8　C0030